實證版
麥吉爾
腰背修復手冊

超級運動員為證, 從腰背骨折絕境, 到無刀無痛再破紀錄的復原指南

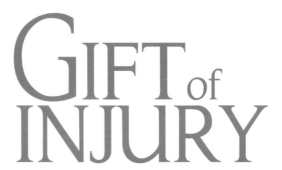

GIFT of INJURY

THE STRENGTH ATHLETE'S GUIDE TO RECOVERING
FROM BACK INJURY AND WINNING AGAIN

STUART MCGILL, Ph.D.
BRIAN CARROLL

斯圖亞特・麥吉爾
布萊恩・卡羅爾———著
王啟安———譯

目次 TABLE OF CONTENTS

推薦序

──吳肇基醫師／骨科專科醫師・粉絲專頁「大夫訓練」編輯

不管是一般人還是運動員，最不願意遇到的事情就是受傷。除了受傷當下的疼痛不適，受傷還會影響到後續的訓練規劃，甚至會完全改變後半輩子的人生。但是在追求極致運動表現的同時，常常不小心就會跨過那條界線。人體組織的耐受性有其極限，在超過所能承受的負荷之後，自然要面對容易受傷的風險。

「天下之事，常發於至微，而終為大患；始以為不足治，而終至於不可為。」大多數人都有過疼痛的經驗，但是往往不明所以。一般人常常會認為受傷是在訓練當下所造成，其實在日常生活中的不良動作，早已埋下了隱患，這也是斯圖亞特・麥吉爾教授所強調的，要對自我動作有所覺察，養成良好的脊椎衛生習慣。

中軸足夠穩定，四肢才能發力。核心剛性是運動表現的基礎，也是傷害預防的重點，對力量型運動員更是如此。然而，這樣的概念往往被人輕忽，不僅如此，甚至還有無法放下自尊從零學習的問題，運動員若抱持這樣的執念，不惜犧牲動作品質來換取成績，就容易練得滿身傷、渾身痛。本書的作者之一，也是世界級的健力選手布萊恩・卡羅爾，就因此受傷而吃足了苦頭，甚至被斷言無法再恢復健力生涯。

受傷也可以是禮物，端看你如何去面對。麥吉爾教授以科學研究的實證方法，幫助布萊恩克服傷痛，不但重新參加了比賽，還屢屢締造紀錄。人們在受傷之後總是急於尋求各種仙丹妙法，希望能夠盡快恢復，但是恢復是需要時間的，唯有誠實檢視造成問題的原因，穩紮穩打的從基礎練起，不可急功躁進，才有機會再創高峰。

這本書是「麥吉爾腰背修復手冊」的實踐版本，藉由布萊恩這位超級大重量運動員的受傷和恢復經驗，以及詳盡的傷後復健和訓練技巧，帶領讀者實際體驗麥吉爾教授的腰背保健方法，不但可以預防和治療傷痛，還能安全的提升運動表現。

推薦序

——比爾・卡茲麥爾（Bill Kazmaier）／蟬聯 3 屆世界大力士比賽冠軍得主

對多數運動員來說，受傷絕對是場悲劇，甚至可能終結運動生涯。不過，還是有人挺過了傷痛，並將傷害如何成為人生最佳導師的故事分享出來。某種程度上，逆境也會造就成功。意外、診斷及復健等種種挫折，讓運動員學到寶貴的一課，有人甚至認為受傷是種福氣，因為我們可以透過受傷的經驗，了解以前哪些行為不正確，並找出更好的方法，在未來突破過去的自我。

我們會因為受傷變得更聰明、更堅強，卻也要付出代價。剛受傷的那段時間，對運動員來說很可能是場惡夢。自我懷疑、身體缺陷和信心喪失，甚至會讓某些運動員失去競爭的動力。

要克服這個難關，需要足夠的自律和意志力，更需要了解可靠的資訊。本書是一名運動員受過嚴重傷害的故事，分享他和背部傷害專家的互動，如何將他從挫敗感的深淵拉拔上來，最後甚至再次打破紀錄。布萊恩受的傷真的很嚴重，骶骨和脊椎骨的斷裂，對任何職業健力選手來說，無異於給競賽生涯宣判了死刑。從蹲舉的世界紀錄保持人，到後來因為劇痛，連走路都有問題。

本書內容包括一個精心設計、循序漸進的計畫，讓布萊恩的疼痛逐漸消失，並讓他再次達到最大的運動潛能。書中有兩位主角，一位是相信傷害終將痊癒的運動員，另一位則是使用科學方法和獨門手段治好傷害的教授。

兩人合作的成果無庸置疑：布萊恩再次打破世界紀錄，並持續訓練和比賽，而且最重要的是，他不再感到疼痛。布萊恩的生活品質，完美應證了麥吉爾教授的專業見解和指導能力。

　　布萊恩的故事相當具有啟發性，讓我們認識了紮實復健的力量。只要正確執行，復健計畫絕對可以讓人克服身心難關、重返榮耀。每位運動員的歷程都不一樣，因此本書也提供清楚的指引，讓讀者打造自己的復健之路。

　　誠摯邀請所有力量型運動員閱讀本書。不管你現在是受傷且不知所措，或是健康且持續追求運動表現，一定都會受益良多。我自己也一直奉行「我可以、我願意」的心態，來打造頂尖運動員的態度，而這種態度正是本書故事的最佳體現。本書的智慧對我和布萊恩都有很大的幫助，相信對你也會。麥吉爾教授在實務領域將科學知識展現得淋漓盡致，而布萊恩則將一切理論轉化成實際行動和效果。如假包換，真心不騙。

作者致謝

——來自麥吉爾教授

2013 年的時候，有一位運動員打電話給我，告訴我他的背部受傷，不惜一切代價也要治好。人生似乎就是如此，許多禮物都來自逆境。對這位運動員來說，嚴重的傷害本身就是禮物，使他成為更好的人，也更懂得與傷害共存。我要感謝布萊恩，謝謝你讓我學到很多，而我相信我們合作的結果，將讓更多人學到更多。

本書的推薦序是由「世界最強壯的男人」比爾・卡茲麥爾撰寫，相信年紀稍長的讀者都曾在電視上目睹這位傳奇大力士的風采，而他在賽場上甚至也會關心並鼓勵對手，此舉更加凸顯他的人格可貴。比爾蟬聯數年世界最強壯的男人，後來官方甚至必須改變競賽規則，才能讓其他選手有出頭的機會！年輕的讀者也許不曾看過比爾的比賽，但現在應該可以從比賽轉播中看到他的精彩講評。比爾的優雅和善良永遠如此迷人，而他獨到的訓練方法也讓我獲益良多。

我邀請了幾位朋友示範動作技巧，在本書中以照片的方式呈現，包括肯・韋薩姆（Ken Whetham）、雪莉・韋薩姆（Whetham）、「香草大猩猩」布萊恩・薩姆納（Blaine Sumner）、凱文・查普曼（Kevin Chapman），以及來自馬克・費茲傑羅（Mark Fitzgerald）菁英訓練體系的各位朋友，謝謝你們的付出。

臨床醫學和高階運動表現領域，也有許多貢獻良多的好朋友，包括已故的梅爾・希夫（Mel Siff）、查理・法蘭西斯（Charlie Francis），以及我高中時期的教練拉爾夫・可魯齊（Ralph Colucci），雖然我平庸的表現實在愧對教練。其他朋友，還包括胡安・卡洛斯・山塔那（Juan Carlos Santana）、艾爾・費梅爾（Al Vermeil）、耶日・格雷戈雷克（Jerzy Gregorek）、帕維爾・塔索林（Pavel Tsatsouline）、馬克・麥考伊（Mark McCoy）、亞特・麥格德摩特（Art

McDermott）、約翰・錢柏格（John Chaimberg）、克里斯・杜芬（Chris Duffin）、馬克・維斯特根（Mark Verstagen）、丹・約翰（Dan John）和克雷頓・史卡格博士（Clayton Skaggs）。要感謝的人甚多，恕我沒辦法逐一列出。

謝謝來找我求助的病患和運動員。我知道我幫了你們的忙，可是我們一起努力預防傷害、傷後復健和進行訓練的同時，你們也讓我學到很多。

也要感謝我在紐約的兒子約翰・麥吉爾（John McGill），謝謝你一直不厭其煩幫我編輯文字，移除一些晦澀難懂的醫療詞彙，讓本書更容易閱讀。謝謝特雷・沃爾默（Trey Volmer）和麥可・安德利亞（Michael Andreas）協助拍攝封面照片，謝謝提姆・戴凌格（Tim Dallinger）協助設計封面排版，謝謝華倫・梅森（Warren Mason）協助設計內容頁面。

最後，我要感謝與我相識 55 年的太太凱絲琳（Kathryn），謝謝她對我義無反顧的支持。她其實還可以做得更好，但拜託各位不要跟她說。

斯圖亞特・麥吉爾

作者致謝

1999 年的時候我高三，當時參加了人生第一場臥推比賽。當時的我跟多數同齡的年輕人一樣，沒有明確的訓練方向或目標，只知道自己很喜歡壓重量。後來我對肌力訓練越來越有興趣，方向也變得明確：我想投入肌力訓練產業，並發揮自己的影響力。我衷心希望，這本由麥吉爾教授和我共同著作的書，能帶來一定程度的影響。

寫作的過程並不簡單，因為我必須坦承、記錄、回想，並面對傷後復健過程中的一切挑戰。但為了呈現最忠實的內容，我必須據實以告。我認為人生中的事件，無論是不是意外，都能為我們帶來寶貴的一課，也能教我們避免重蹈覆轍。

認識了麥吉爾教授以後，我不僅成為一位更好的運動員，也變成一個更好的人、朋友和丈夫。我不僅在實驗室和健身房從麥吉爾教授身上學到很多，更從我們一起著作本書的過程中獲益良多。麥吉爾教授是我的貴人，也是我的好朋友，我對他只有滿滿的感謝。

能獲得偉大的大力士比爾‧卡茲麥爾為本書撰寫推薦序，也讓我深感榮幸。比爾的驚人力量和爆發力不僅發揮在「世界最強壯的男人」比賽中，甚至也征服了健力比賽。他是我第一個親眼目睹蹲舉超過 800 磅、臥推超過 600 磅、硬舉超過 800 磅的人。我記得當時看著他的驚人表現，還不禁發出讚嘆：「名符其實的強人，真不可思議。」比爾，你是我們的前輩、典範，謝謝你引領著我們成長。

我有幸教導、合作過許多運動員，並從他們身上學到很多。他們的回饋、

進步、勝利和失敗，都讓我對訓練計畫、執教內容、提升表現和預防傷害等有了更新的體悟。我也要特別感謝我的 PowerRackStrength.com 團隊，謝謝你們為了本書提供許多照片、修改和回饋。也要謝謝約翰・麥吉爾的編輯，以及肯・理查森（Ken Richardson）、肯・希克斯（Ken Hicks）、提姆・戴凌格、麥可・安德利亞和特雷・沃爾默提供照片和封面，也要感謝華倫・梅森把本書設計得如此漂亮。

我在健力運動中能有此成果，很大程度要歸功於 Inzer Advance Designs，他們在我的職業生涯中（可以追溯到 1999 年）一直給我極大的支持。

我要特別感謝我訓練生涯早期的幾位老師：史基浦・席維斯特（Skip Sylvester）、亞當・德里格斯（Adam Driggers）、傑克・布蘭頓（Jake Blanton）和我在 Team Samson 中所遇過的所有訓練夥伴，包括強納森・博德（Jonathan Byrd）、保羅・基（Paul Key）、克林特・史密斯（Clint Smith）、尚恩・福特（Shane Ford）、錢寧・多伊爾（Channing Doyle）、菲利浦・古斯茂（Filipe Gusmao）、傑森・克瓦雷斯基（Jason Kowalewski）、基斯・普萊斯（Keith Price）、韋恩・布洛姆（Wayne Pullum），以及克萊恩福特・布洛姆（Cranford Pullum）。

最後我也要感謝我的太太莉亞（Ria）。認識莉亞的人都知道她對我們的意義重大，也知道她的支持對我而言有多麼重要。我永遠不會忘記莉亞的貢獻。

布萊恩・卡羅爾

如何閱讀本書

本書是偉大運動員和學者的心血結晶，詳實記載一名健力冠軍的嚴重運動傷害，以及世界首屈一指的專家如何協助運動員的傷後恢復。對於想要盡快脫離傷痛並重返賽場的健力運動員而言，本書也是一本絕佳的指引。

經過不斷地討論，我們以敘事和指引並進的方式，搭建起本書的主要架構。我們希望這種呈現方式，能讓讀者用最輕鬆的方式，得到最全面的資訊。本書的主題包括訓練、恢復和個人觀點，我們建議從頭開始照順序閱讀，才能理解整體架構，吸收到最全面的資訊。從頭到尾讀完以後，你就可以根據自己的訓練或復健計畫，回頭尋找最實用的部分，並視情況重新閱讀和作筆記。我們也在本書的最後提供個人診斷和訓練筆記欄，讓你輕鬆記錄自己的進步。

本書分五部，第一部是布萊恩的生涯早期，敘述布萊恩從一名瘦小的外野手，蛻變成一位舉世聞名的健力選手。接著你會讀到布萊恩每況愈下的背部傷害，如何漸漸侵蝕他的運動表現和其他生活面向（布萊恩對此毫無保留，詳實記載最黑暗和最困難的時光）。一段時間之後，布萊恩就遇到麥吉爾教授，也改變了他對健力和對自己的看法。

接下來，我們會帶領你一窺麥吉爾教授的檢測方法，並告訴你如何根據自己的動作與運動類型，來推估可能的受傷狀況。在你為自己建構最適合的訓練或復健模型時，也會看到布萊恩如何將麥吉爾教授的建議納入自己的日常生活，避免落入傷痛的惡性循環。

最後，在你開始重拾肌力並感覺身體充滿力量時，麥吉爾教授與布萊恩將帶你認識一些指導語和訣竅，進一步提升運動表現。他們會分享多年下來累積的經驗，幫助你把動作做得更好，並確保你在追求未來目標時，能夠避免受傷。

最重要的是，布萊恩的故事會讓我們學會如何克服疼痛與傷害，並重新回歸訓練。不過，書中列出的訓練計畫是針對布萊恩的狀況所擬定出來，畢竟每位運動員的情況不盡相同，所以閱讀本書的時候，你要好好學習如何評估自身優勢與劣勢，並設計出最適合自己的訓練計畫。布萊恩相當了解自己的狀況，同時也非常想要重新挖掘自己的運動能力，而不管最後找到的結果是好是壞，都是相當有用的資產。布萊恩在過程中，學到如何在不產生疼痛的情況下，創造並學習對脊椎更友善的訓練動作，讓他的運動生涯展開第二春，甚至改變了他的人生。我們要說的是，你也可以做到！在閱讀的過程中，請傾聽身體的聲音，認真體會疼痛何時會加劇、何時會減輕，畢竟每位運動員的狀況不盡相同。不同的脊椎狀況，會決定訓練計畫中要包含或排除那些動作，更會影響進步和恢復的速度。每個人的身體修復速度不同，而且過程中多半都會遇到些許挫折，但只要持之以恆，進步就指日可待。

　　我們很期待能跟你分享知識和經驗，並衷心希望所有人都能從中獲益。不管你是有經驗的菁英運動員，或是剛開始學習重量訓練的新手，相信都不會空手而歸。所有力量型或爆發力型運動員的目標，都是提升力量，並減少受傷機率，而我們即將告訴你怎麼做。不管你的目標是重新學習綁鞋帶的能力，或再次站上頒獎臺，你開始閱讀本書指引，並往個人目標前進時，都要知道自己正踏上一條有前輩走過的偉大道路，而這條路曾經將這位前輩從自我懷疑的挫敗深淵拯救出來，並讓他真正理解何謂「來自傷害的餽贈」。

認識作者

斯圖亞特・麥吉爾教授

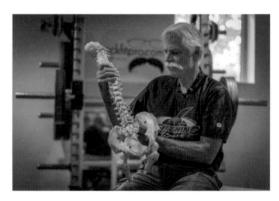

麥吉爾教授從 1986 年開始在加拿大滑鐵盧大學（University of Waterloo）擔任脊椎生物力學教授。麥吉爾教授的專長，是背部的生物力學和受傷與疼痛的機制。麥吉爾教授以自己的理論為基礎，創造出獨門的復健和表現促進計畫，修復了許多頂尖運動員的傷害問題。麥吉爾教授針對難以處理的背部傷害提供諮詢和建議，並為運動員和團隊擬定表現促進的計畫，合作對象包括全世界的奧運選手，以及國家籃球協會（NBA）、國家美式足球聯盟（NFL）、美國職業高爾夫球員協會（PGA）、國家冰球聯盟（NHL）和終極格鬥冠軍賽（UFC）等等選手。

麥吉爾教授有數本著作，其中一本是下背疼痛的治療指引，書名是《下背疾病：以實證為基礎的預防和復健指引》（*Low Back Disorders: Evidence based prevention and rehabilitation*）。另一本是寫給教練和運動員的背部表現促進指引，書名是《麥吉爾終極腰背修復手冊》（*Ultimate Back Fitness and Performance*）。他的最新著作，則教導一般大眾如何避免背部傷害，書名是《麥吉爾腰背修復手冊》（Back Mechanic，由堡壘文化出版）。關於麥吉爾教授的資訊，可以參考 www.backfitpro.com。

麥吉爾選擇任職於以運動著名的滑鐵盧大學，而非以學術著名的多倫多大學（University of Toronto），這點令許多人意外。麥吉爾教授在滑鐵盧大學與許多教授合作，將精力投注於理解身體各部位的互動和整合，來達到運動表現需求、並理解身體系統無法正常運作的原因。麥吉爾教授在學術界和運動界都遇到許多貴

人的幫助，而他生活最大的樂趣之一，就是和這些偉大的人一起壓重量和練拳。麥吉爾教授現居加拿大安大略省（Ontario）的格雷文赫斯特（Gravenhurst），除了持續訓練以外，也和太太凱絲琳過著幸福快樂的日子。凱絲琳本身也是運動員，在 1980 年代時曾是划船國手，現在則是北美洲的菁英長青運動員。麥吉爾教授最近已經脫離習以為常的實驗室、診間和教室，並花更多時間與凱絲琳一起從事划船運動。

布萊恩‧卡羅爾

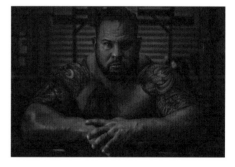

　　布萊恩是一名世界級健力選手，多年來都維持相當優異的表現。2009 年的時候，布萊恩遭逢毀滅性的背部傷害，造成許多骨頭斷裂，而且也經歷過數年的錯誤治療，以至於許多專家都預言他的運動生涯會就此結束。不過，布萊恩卻跌破眾人眼鏡，重返健力的世界級舞臺，而且背部的傷害完全痊癒。布萊恩現在透過私人和團體課程，努力協助學員避免重蹈覆轍。

　　布萊恩從 1999 年開始踏入健力舞臺，是該運動史上最偉大的選手之一，最近甚至榮獲「史上最偉大的 20 次健力表現」，分別以 242 磅（110 公斤）和 275 磅（125 公斤）的體重，達到總和 2,651 磅（1,202 公斤）和 2,730 磅（1,238 公斤）的壯舉。布萊恩從 2005 年開始參與世界級健力比賽，已經在 3 個量級達到總和超過 10 倍體重的佳績，也在 2 個量級達到臥推和硬舉都超過 800 磅的成績。甚至也在 2 個量級的比賽中，總和高於 2,500 磅超過 20 次。從 2005 年以來，甚至在受傷期間，布萊恩的蹲舉及總和都從未跌破全美前 2 名，甚至在 220 磅（100 公斤）、242 磅（110 公斤）和 275 磅（125 公斤）這 3 個量級，都還是名列前茅。布萊恩曾經在 3 個量級中，蹲舉突破 1,000 磅超過 50 次，使他毫無疑義成為史

上最佳健力選手之一，甚至說他是史上最佳的蹲舉選手也不為過。傷後復出的布萊恩，在 2017 年的阿諾盃（Arnold Sports Festival）以總和 2,615 磅（1,186 公斤），奪得公開組 242 磅（110 公斤）量級的冠軍，這也是他第三度獲得此殊榮。

　　布萊恩的恢復之路相當傳奇，讓他有機會與物理治療師、整復師、醫師、職業肌力體能教練和各領域的運動教練，分享他避免傷害和為運動員打造最強韌身體的獨門祕訣。布萊恩也是一位成就非凡的作者，曾撰寫一本相當暢銷的訓練書《10 ／ 20 ／一生：建構肌力的專業指南》（*10/20/Life – The Professional's Guide to Building Strength*）（編注：卡羅爾在此書中，開創了一種適用一生的訓練法，以 2 段 10 週為 1 期，可持之以恆訓練一生）。布萊恩同時也經營 PowerRackStrength.com 網站，在上面分享文章和訓練日誌，資源來自於使用過他「10 ／ 20 ／生活」訓練法的各領域運動員。布萊恩寫的文章也出版於許多報章雜誌，包括《男性健康雜誌》（*Men's Health*）、《美國健力雜誌》（*Powerlifting USA*）、《鐵人雜誌》（*Ironman*）、《肌肉和健身雜誌》（*Muscle & Fitness*）、《靈活雜誌》（*Flex*），以及醫學期刊《身體鍛鍊和動作療法》（*Journal of Body Work and Movement Therapies*）。

　　布萊恩現在與妻子莉亞在美國佛羅里達州的傑克遜維爾市（Jacksonville）過著幸福快樂的日子，並養有 Bruiser 和 Steel 兩隻鬥牛犬。

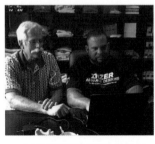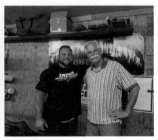

布萊恩和斯圖亞特在健身房、診間和電腦前合力撰寫本書。

卡羅爾的成績和紀錄

- 在 220 磅（100 公斤）、242 磅（110 公斤）和 275 磅（125 公斤）量級保有多項全國和世界紀錄。

- 少數能跨越 3 個量級參賽的健力選手。

- 極少數能在 3 個量級都位居史上前 10 的健力選手。

- 以 2,730 磅（1,238 公斤）的總和以及 1,185 磅（537.5 公斤）的史詩級蹲舉成績，名列 275 磅量級世界第 2。

- 目前以 2,651 磅（1,202 公斤）的總和與 1,102 磅（500 公斤）的蹲舉，名列 242 磅（110 公斤）量級世界第一。

- 在 242 磅（110 公斤）、275 磅（125 公斤）和 308 磅（140 公斤）這 3 個量級，都有過臥推超過 800 磅（363 公斤）的成績。

- 世界健力經典錦標賽（WPC）冠軍。

- 世界健力組織（WPO）準決賽冠軍。

- 3 次贏得阿諾盃總冠軍，分別是 2012 年、2015 年和 2017 年，而最後 2 次是在背部傷害痊癒之後。

- 2016 年贏得美國健力公開賽總冠軍。

220 磅（100 公斤）量級成績

蹲舉 1,030 磅（467 公斤，2006 年時是該量級的蹲舉世界紀錄）、臥推 633 磅（287 公斤）、硬舉 755 磅（342.5 公斤）、總和 2,376 磅（1078 公斤，史上第十名）。

242 磅（110 公斤）量級成績

蹲舉 1,102 磅（500 公斤）、臥推 788 磅（357 公斤）、硬舉 780 磅（354 公斤）、總和 2,651 磅（1,202 公斤，史上第 2 名，目前世界第 1）。

275 磅（125 公斤）量級成績

蹲舉 1,185 磅（537.5 公斤，2011 年時是該量級的蹲舉世界紀錄）、臥推 825 磅（374公斤）、硬舉800 磅（363 公斤）、總和 2,730 磅（1,238 公斤，史上第 3 名）。

一名力量型運動員的故事
A STRENGTH ATHLETE'S STORY

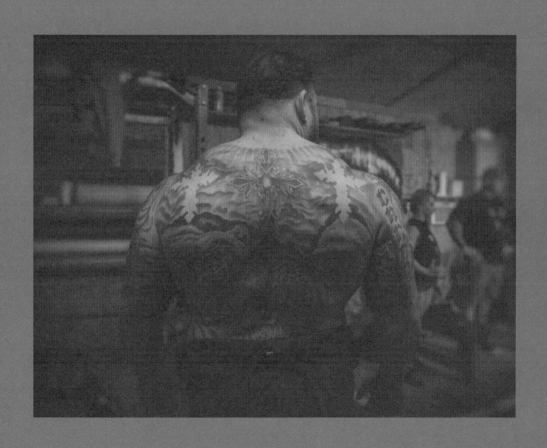

第 1 章

岔路的開端
BREAKING POINT – THE FORK IN THE ROAD

人們都說，人生一定會不斷進步，但只有回顧過去，檢視帶著你往反方向走的種種事件，才會真正了解人生的軌跡。現在回想，當時我坐在停車場內，全身疼痛不已，並認真考慮結束自己性命的時候，其實也是推動我進步的時刻。當下的心境仍然歷歷在目，我當然不希望自己再次墜入這種深淵，但我還是心懷感激，因為我知道那幾年的教訓，會讓我以更成熟的身心狀態追尋目標。我追尋的是一個風險和報酬都相當高的目標，也就是力量型運動。現在回想那段不堪回首的日子，以及我在車上一度考慮輕生的那一天，我才發現錯誤的資訊和行為，竟然把我帶到如此可怕的深淵。真希望當時的我具備我現在所知道的一切！

我的手術過程已無法再更快了，而我也清楚記得當時的自己多麼絕望，一切就好像昨天發生一樣。當時的疼痛一天比一天嚴重，就在那天早上，我從床上起來一路跛行到咖啡機的旁邊時，劇烈的疼痛使我痛不欲生。當天是 2013 年的 4 月 3 日，在數週的等待後，我終於要去找早已預約好的神經外科醫師，內心浮現痊癒的一絲希望。我知道他會找出我的問題、擬定計畫、安排手術，然後我就不會痛了。這應該就沒事了吧？

不幸的是，很多人都會掉入這個陷阱，認為手術是解決慢性及嚴重背部疼痛的唯一方法，而當時的我也不例外。

令我很苦惱的是（後來才知道塞翁失馬焉知非福），一個月前照的核磁共振影像並不太清楚，所以醫師也不確定我背部疼痛的確切原因，因此他叫我再去照一次，然後就讓我離開了，沒有任何討論，當然也沒有任何進展。他們又幫我安排了一次檢查，幾天後再去回診，相信世界上許多因背痛求醫的朋友都有類似經驗。我本來還以為這次看診就能找到解決方法、我也用口頭和文字的方式，很清楚描述我的症狀、疼痛模式和我認為的可能原因。不過，核磁共振影像就是

沒有顯示出任何結果，所以最後什麼都沒有做。醫師不但沒有告訴我怎麼減緩疼痛，甚至連任何友善的提醒都沒有。

當天早上我悻悻然離開診間，想著這一個月來我的狀況毫無進展、疼痛持續惡化、走了這麼多冤枉路、浪費了這麼多時間，我真的已經走投無路。我憤怒且絕望地走向浸信會醫院的停車場，不停嘶吼和咒罵，並將那張垃圾核磁共振影像往牆角扔過去。我也不知道我是怎麼找到自己的車子，因為我開的是現代汽車的Sonata，而在我居住的傑克遜維爾市，大概有一百萬輛同款的車子吧。等到回過神來，我已經坐在駕駛座，陷入極度恐慌之中，並用所剩不多的理智思考下一步該怎麼辦。當時我的腦袋閃過很多想法和問題：我怎麼會變成這樣？我還記得「無痛」是什麼感覺嗎？我還有辦法再繼續訓練嗎？還有辦法在健康的狀況下好好生活嗎？那段日子，我每天起床的時候，都要面對臀部和背部的劇痛，好像整個白天都有紅火蟻在啃食我的左腳一樣。那是我人生的最低點，我從未感到如此挫折、無助、低落、無能、虛弱。

難道我一輩子就這樣了嗎？

我對當天的看診充滿期待，因為已經等待奇蹟很長一段時間，但看診的結果卻沒有帶來任何解決方法，反而更像是一場騙局。我相信只要長期經歷過這種背部疼痛的人，都可以理解我的感受。我滿腦子想的都是在那一天找到治療方法，並馬上擬定計畫，所以根本沒辦法接受必須繼續等待的事實。驚魂未定的我坐在車裡，開始帶著憎恨和愁苦的情緒回憶起過去。我打破的那些世界紀錄、我拿過的冠軍、我經歷過的對決、我十年下來所得到的每個名次，到底是為了什麼？只為了換得現在這個極度空虛的感覺？我到底做錯了什麼，才會落得現在不良於行，幾乎每天都只能關在家裡，和妻子做愛都要小心翼翼，甚至是連坐著或站著不動都要忍受這種劇痛？

健力運動是我的熱情所在，更是我的生計來源。現在的我不但無法繼續訓練和比賽，還必須面對如此巨大的身心折磨，我幾乎已經沒有活下去的動力。我看著眼前的儀表板，心裡明白只要伸手，就能拿到我放在裡面的克拉克 22 手槍。當時我認真考慮要拿起手槍，直接飲彈自盡來結束痛苦。就在我權衡得失的時候，我想起了莉亞。如果我真的開槍，她之後的人生該要怎麼過呢？於是我恢復了理智，放棄這個極端的念頭。不過，有一件事情是肯定的，就是我必須馬上做些什麼來改變現況。

我發現在這次看診之前，我太執著於立刻找出治療背部的方法，甚至到了瘋狂的程度。但在與許多處境類似的人討論過後，我發現自己大錯特錯。我太急著要戰勝疼痛，卻一直做著傷害身體的事。我會一直用複雜卻無效的方式來「測試」，看看身體是否有在「進步」，最後的結果都是「還是一樣痛」，卻沒注意到我彎腰的姿勢很糟糕，一直讓脊椎彎曲。讓我更挫敗的是，前一個月我諮詢過兩位知名的骨科醫師。第一位拒絕幫我治療，並告訴我一定要做腰椎融合手術（lumbar spinal fusion），另一位更表示，除了要做融合手術，還堅持要我永遠放棄健力運動，不能再壓重量。一開始我完全無法接受，但走投無路的我，不得不開始思考是否真的別無選擇。

當時的我根本沒想過，在車內經歷過人生最低潮的一刻之後，竟然即將迎來人生最重要的轉折點。一週後，經過客戶理查‧布朗（Richard Brown）的介紹，我聯繫上了斯圖亞特‧麥吉爾教授，就此改變了我的人生。遇見麥吉爾教授，我才真正知道「來自傷害的餽贈」有多麼偉大。

在今日看來很清楚的後見之明是：我根本不應該做什麼手術。但當時的我半信半疑，畢竟我已經諮詢過許多專家，其中一位醫師還叫我做微創椎間盤切除手術（micro-discectomy），但這對我的狀況根本沒有幫助，畢竟椎間盤並非最主要的問題。簡單來說，這種手術根本治標不治本。

那一天的背痛發生得就這麼剛好，讓我有時間再去做一次核磁共振掃描，並把結果傳給麥吉爾教授，請他親自評估過，讓我們搞清楚我的背到底發生什麼事。我還是在幾週後回去找之前的神經外科醫師（畢竟他要我回診），但此時我已經知道該怎麼做了。麥吉爾教授在我們第一次見面的時候跟我說：「我正在判讀你的核磁共振圖，我跟你保證，你不必開刀。你的背確實有不少問題，但開刀並不會解決問題。」

我毫不猶豫相信麥吉爾教授，他當場就教了我正確的動作和姿勢控制的方法。我發現只要照他的方法做，疼痛就立刻減緩，因此我相當確定我們共同打造的計畫，就是我一直在尋找的解方。麥吉爾教授在我們第一次見面時，就很有自信能減緩我的疼痛，並讓我過上正常生活，也認為我還是能夠回到運動場上，但是否能回到之前的世界級水準，他就沒那麼有把握了。但是固執如我，早已下定決心只要不感到疼痛，我就要循序漸進，再度回到之前的表現水準。過程一定會很辛苦，但只要能讓我一步步回到之前的生活和競賽狀態，我什麼都願意。我已經準備好和麥吉爾教授合作，並取消了與神經外科醫師約好的脊髓攝影檢查，而且從此以後沒再看過醫生。至於之後的結果如何，我想大家也都知道了。

與麥吉爾教授的第一次會面結束後，我跟他握握手，並跟他說我一定會回來。他笑著說：「也許吧？我們甚至還可以寫一本書來分享你的故事……」

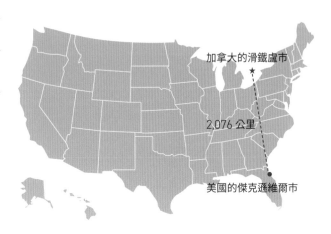

加拿大的滑鐵盧市

2,076 公里

美國的傑克遜維爾市

第 2 章

早年時光
THE EARLY YEARS

從小到大，我算是一個不安現狀的人。雖然我小時候的運動能力還算不錯，但我的身材屬於矮胖型，而且肌肉量也不多。在我 7-8 年級開始接觸青少年用的棒球場時，發現各壘包之間的距離變長了、內野和外野變大了，我就清楚知道，自己和其他同齡的孩子開始產生落差。我的爆發力和肌力都不夠，無法在球場上與他們競爭，所以我知道必須作出改變。

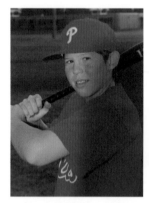 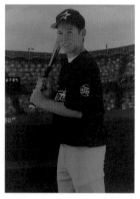

左圖：7 年級的我，身高比較矮。
右圖：9 年級的我，剛開始做重量訓練，身材開始定型。

我真的改變了跑道。1995 年我升上 9 年級，就開始接觸重量訓練。老實說，開始做重訓的原因有 2 個：第 1 個是想把棒球打得更好，第 2 個則是看到其他同學都漸漸變高變壯，我的身高卻只有 152 公分（5 呎），體重也只有 45 公斤（100 磅）。身高大概沒辦法改變，但我知道我可以控制身材，所以我就開始重訓這條不歸路。畢竟我當時也沒得選擇，我的身材太過矮小，同學都覺得我很瘦弱，我甚至也因此遭受霸凌。我心目中的中學生活不該是這樣，所以我知道必須改變了。現在回頭看，我的矮小身材雖然一開始為我帶來不少挫折，卻是讓我進步的重要推手。

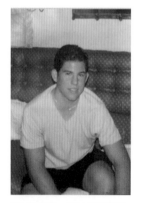

15 歲的我，開始慢慢變壯。

我的進步速度真的很快。透過重訓得到的爆發力、肌力和速度，很快就遷移到棒球場上。看著我的身體開始改變、比賽成績越來越好，真令人振奮啊！要知道，

當時是 1990 年代，學校根本就還沒有肌力與體能教練，甚至連會做重訓的老師都沒有。當時我們就在重訓室各練各的，教練也只會叫我們多做幾下、做重一點而已。重訓室的牆壁上畫著各式各樣的圖表，但我發現這種重訓方法在剛開始固然很有效，但隨著我的肌肉和肌力漸漸成長，訓練效果就開始明顯下降。教練要我 1 週訓練 3-4 次臥推，就連當時的我都知道這樣的訓練量太大。我想我可以把那一刻當作我「10 ／ 20 ／一生」哲學的起點，只是當初我還沒發明這個名稱而已。我在生涯早期學到最重要的事情之一，就是傾聽身體的聲音，而我認為任何想在力量型運動中走得長遠的人，都必須做到這點。

　　1 週訓練臥推 4 次，感覺起來就不太對，而且我無法理解的是，如果我還沒完全恢復、身體也還在痠痛的情況下，一直訓練真的會有效果嗎？即使因為我不願意在每週一、三、四、五這樣的課表去訓練臥推而被教練懲罰，我也不在意。身為運動員，我們才是最了解自己身體的人，越早理解這點越好。

　　我整個高中階段都持續訓練，後來發現我在重訓室練出來的肌力能有效遷移到運動場上，讓我能和全校最強的美式足球選手在沙地比賽上並駕齊驅，也能和最強的角力選手一較高下。那些運動都是我沒有太多經驗的項目，我卻能在其中嶄露頭角。我的好朋友強納森・博德就曾說我「一力抵十技」，我百分之百同意這句話。在 11 年級的時候，我的臥推成長到 300 磅（136 公斤），12 年級的時候，我開始練蹲舉，甚至練得比臥推更多，這時候我開始覺得重訓是我生活中的一部分。我非常喜歡身心都越來越強壯的感覺。

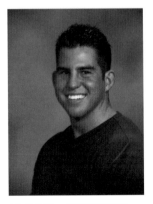
16 歲的我，身型逐漸固定。

　　後來我開始成為重訓室中大家爭相學習的對象（根本就是重訓室地縛靈），並在 16 歲時加入 Powerhouse

健身房，開始為自己設計全面的訓練計畫。有幾位朋友也加入健身房和我一起訓練，但大部分的時間我都自己訓練。我覺得自己戀愛了，卻不知道對象是誰。我愛的是訓練的過程？重訓室？還是在運動場上多看我兩眼的女孩？週末晚上我也不會出去玩，而是在健身房「打烊」之前進場，有時候會一路練到凌晨 1 點，當時的我就是很喜歡這樣。

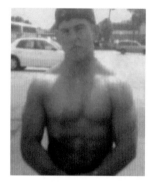

1999 年我 17 歲，當時我高三，體重 190 磅（86 公斤），臥推做到 350 磅（159 公斤）。

高中畢業前那一陣子，肌力訓練占據我越來越多的時間，我的生活重心儼然從棒球轉變成肌力訓練，已經有點走火入魔的感覺。我在 1999 年高中畢業後，並沒有繼續往棒球這條路前進。當年 7 月 17 日的比賽，是我這輩子的最後一場棒球比賽。我還是很喜歡棒球，但仍決定跟它說再見，並踏上另外一條運動之路。哪怕無法成為頂尖選手，我也無怨無悔。

成長的道路

我一頭栽進重訓的世界，重訓成為我生活中不可缺少的部分。每次想到這個過程，都覺得一切如此理所當然，這大概就是我命中注定的道路。我在健身房中投入的時間越多，與訓練夥伴們相處的時間就更多。有些夥伴會向我請教訓練計畫和動作技巧，於是我自然而然慢慢變成教練的角色。當時我都靠著本能在教學，現在回想內容當然會有問題，但我在這個過程中深深體會教學相長的道理。

我的訓練方法雖然不盡完美，但重點就是要提升肌力和肌肉量，而且計畫還算完善（當然也需要熟悉和調整）。後來想想，我的訓練方法和人生相當類似，都有高有低，而非一條平坦的道路。對我來說，經驗是最好的老師。

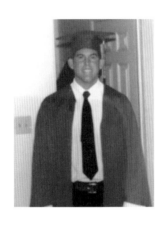

我在 1999 年高中畢業，一直不知道未來的方向，但總得開始做些什麼。先前提過，我的棒球生涯已經畫上句點，所以該是尋找人生志向的時候了。後來運氣不錯，18 歲時就在可口可樂公司找到銷售和行銷的工作，並持續了 7 年。我的工作還算順利，同時也去社區大學讀在職專班，但還是找不太到真正讓我感興趣的事情。在我各種收入來源中，當教練是我最喜歡的一項，而我的客戶包括各種身分，包括母親、祖母、父親和祖父等等。

在可口可樂公司上班的這段時間，除了維持規律訓練，每天都還是要拉推車、把貨品擺上架、安排商品展示，以及執行銷售和行銷工作。對年輕的我來說，其實過得還不錯。我賺了不少錢，上級也給我許多機會，我認為自己是世界上前景最看好的人。有時候我甚至會在工作中的休息時間，跑去訓練中心練蹲舉和硬舉，然後再回去完成工作！這種工作模式的缺點，就是對身體的負擔非常大。幾年過後，我決定要回去上學。我需要正式的教育，而且是能對我未來工作有幫助的教育，因此我選擇了職業學校。2002 年的時候，我申請了一間規模不小的按摩治療學校。當時我半工半讀，白天還是繼續在可口可樂上班，後來於 2004 年順利畢業，取得州認證和國家認證的按摩師執照。不知為何，我總認為這對我未來的工作會有幫助。

我當時完全沒有意識到這點，但我在這過程中學到相當完整的解剖學和生理學知識，也對人體構造有相當程度的了解，這些知識不僅對我後來的健力生涯相當有幫助，也讓我在接下來幾年的艱苦訓練中，能用更有效率的方式恢復。

2006 年的時候，我已經受夠在可口可樂上班的勞累，當時我積極利用閒暇

時間累積客戶以及按摩治療的經驗，同時等待時機成熟時離開可口可樂。就在當年 5 月，我毅然決然離開可口可樂，到一間新開幕的頂級按摩會館擔任按摩師。

離開可口可樂公司和熟悉的環境，是一個困難的決定，但我更想要發揮自己的技能，並更加善待自己的身體（身體本能告訴我要這麼做）。我看著在可口可樂上班二十幾年的老學長，更加確信我的決定是對的，因為我不想要自己年老的時候跟他們一樣，搬貨搬到身體狀況越來越糟。離開可口可樂的過程確實還有別的理由，例如我想要有更多的精力、更固定的生活作息和更少的身體負荷，讓我可以將更多的時間精力投注在我的新歡，也就是健力。

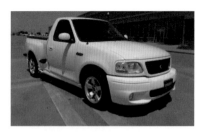

不過，我在可口可樂公司這幾年也並非沒有收穫。我賺到了錢，用現金買了一輛全新的 2001 年福特 Lighting 皮卡，也在 20 歲的時候就學到如何作帳，以及與管理階層溝通的方式，例如我曾經和各類經理溝通過，也有不少面對客戶的經驗。我接觸過的經理也包括各種連鎖店，從地區型的小店到全國連鎖店都有。不得不說，有些人真的很難搞，甚至也有完全不可溝通的人。我在這份工作中學到，就算準備再完善、安排再多備案，計畫永遠趕不上變化。因此，這一路下來我也少不了隨機應變和賣命工作的機會。不過，話說回來，這種辛苦工作對於高中剛畢業又和父母一起住的年輕人來說，也不一定是壞事，畢竟還是賺到了錢，讓我能夠用現金付清我在按摩治療學校的學費，至少在畢業後沒有負債。

我在按摩治療產業的路，就和我接下來的人生一樣，並非一帆風順，而且確實有不少挑戰和困難，例如好幾年都賺不到什麼錢，以及與自我破壞的心態奮鬥。不過，我很肯定的是，成為按摩治療師，尤其是在這間按摩會館上班的經歷，是上天最好的安排。

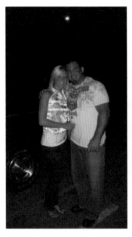
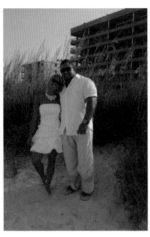

布萊恩相當受到上天眷顧，莉亞和布萊恩在 2008 年初相識，並於 2010 年結婚。

我是一名力量型運動員，每天要工作 10 小時以上，有時候還要為各種體型和需求的客戶（有些甚至是菁英運動員）做長時間的深層按摩治療。我的食慾自然大幅增加，才能達到身體的熱量需求，因此找到適合的食物，就成為我生活中不可或缺的部分。我在上班時和上班後，都常去對面一間小小的烤肉店用餐，以補充我訓練所需的能量。

去了幾次之後，一名長相甜美的服務員深深吸引我的注意。我有幾次為了想跟她說上話，絞盡腦汁想坐在她服務的區域，結果都失敗了。有一次我終於坐到那個區域的位子，有機會跟她自我介紹了。她的名字是莉亞，令我最開心的是，她現在是我的太太。在那段日子裡，莉亞已經是我人生中極重要的一部分，也是我在個人職涯方面得以成長的重要推手。她就像上天賜給我的禮物，而她對我的重要性難以言喻。

2009 年 7 月，我還在按摩會館上班的時候，突然認真想要成為一名警察。我在更早以前就想過去當警察，只是從來沒有真正採取行動。按摩治療對我來說是一個相當有用的技能，是我非常重要的外快來源，但我知道我的內心一直想要我為社會作出更大的貢獻。我在後面的故事就會寫到，當警察並不適合我，卻是讓我能夠撰寫這本書的關鍵。

我在最近幾年才發現，我在公開場合發表演說的機會越來越多，而且我從來不會感到緊張或不舒服。為什麼可以這樣呢？我想原因絕對不只是在可口可樂

公司與這麼多位主管和經理交手過，還包括在按摩時與各種客戶接觸過，我在這些過程中，學到如何以專業的語氣和各行各業的客戶溝通。大概在入行後的 1 年內，我就能跟任何人順利溝通。

老實說，要用有幽默感的方式與任何一位客人輕鬆溝通和給予建議，都需要技巧。各種話題甚至生意往來的機會，都在幫他們按摩雙腳或頭部的時候發生。如果你在這種場合下也不會感到尷尬，基本上就能和任何人溝通。我真的很想跟你分享一些我跟客人的對話，但基於保密原則我不能這麼做。幫客戶按摩的經驗，讓我學習各種場合該遵循的禮儀，之後在各種場合教學、指導或演說時都相當受用。我也深深感受到，自己學到的許多知識和經驗，必須真的經歷過才能體會。就像我的背部傷害一樣，正因為我經歷過，我才能寫出這本書，而寫書的經驗進而塑造出今時今日的我。

我很慶幸自己高中畢業時沒有直接讀大學，而是直接出社會工作。不過，有時候我還是會感到掙扎，因為我知道教育很重要，但當時的我認為大學教育並不是我要的。我很慶幸自己去職業學校學習按摩治療，並進到按摩會館上班，因為這樣我才能認識我太太，並學會讓客戶對我敞開心胸暢談，讓我日後的教練之路更加順遂。

我也很慶幸自己在可口可樂上班時，有機會和許多高階主管互動。我也很慶幸自己沒有成為警察，也很慶幸自己在採取行動成為警察的當天所發生的事情，雖然當時看起來並非什麼好事。總而言之，以上種種的經歷，讓我學到許多人體相關知識，也讓我犯了一些錯誤，並經歷各種起伏、受傷和掙扎，最後成就現在的我，全心全意將自己和客戶訓練到最好。

所有人都需要老師的引導

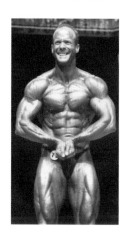

1997 年我在一間本地的健身房訓練遇到了史基浦・席維斯特，他在訓練方面教了我很多。我記得他總是帶著笑容，同時間忙著訓練好幾位客戶，永遠都在動作中，認識他的人就會知道我在說什麼。我們訓練的健身房規模不大，所以大家都互相認識。我都會聽著史基浦給客戶的建議，而他臉上的微笑相當友善，總是能讓客戶欣然接受他的建議和知識。史基浦是 1990 年代中期的典型健美運動員，總是穿著鬆垮的褲子、無袖背心和 Otomix 鞋。每當我們有機會講到話，他都會稱讚我或給我一些建議。

史基浦相當受歡迎，他曾是傑克遜維爾的健美先生、健力選手（這點我之後會再說明），也是所有人都想認識的對象。每次遇到好事、壞事、或毫無頭緒的事，我都會去找他。當時也沒想過他對我的未來會有什麼影響，只知道我需要有人給我方向，而我當時就像是海綿一樣，願意吸收任何人給我的資訊。

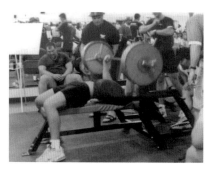

1999 年我參加了第 2 場臥推單項比賽，在訓練夥伴傑克・布蘭頓的指導和陪伴之下，繳出無裝備 320 磅（145 公斤）的成績。

我也透過我的消防員父親，認識了一位名為傑克・布蘭頓的消防員。傑克常常參加臥推單項比賽，偶爾也會參加三項比賽。傑克在健身房中也相當受歡迎，甚至會讓我去看他的比賽。我高中快畢業的時候，傑克參加了一場在坦帕（Tampa）舉辦的臥推比賽，而我當時正在幫他暖身。看到參賽名單時，我突然有股衝動想立刻報名參賽。結果，我真的在最後一刻報名成功，並在前 1 天也練

了大重量臥推的情況下，在比賽中打破個人最佳紀錄，無裝備推了 325 磅（147 公斤）。最後我幸運得到第 2 名，也相當享受整個比賽的過程。後來，我在 1999 年和 2000 年都參加了幾場臥推比賽，但後來就有點意興闌珊，因為參加臥推單項比賽的青少年並不多。當時我根本沒想過要參加公開男子組的比賽，現在想想還真是可愛。

良師陪伴的另一站：健美

後來我對臥推單項比賽逐漸失去興趣，於是史基浦決定讓我在 2001 年嘗試參加健美比賽。我當時覺得上臺一定會很酷，可以在大眾面前展現身材，頒獎時也會有漂亮女生相伴。現在回想，當時我自以為很認真在訓練，但其實太過專注於上肢，而忽略了背部和下肢。

史基浦很強調動作品質，因此給了我很多需要調整的方向。雖然我當時不太聽他的，有一天我還是決定跟他一起練蹲舉，最後我的表現讓他相當驚艷！他跟我說：「你蹲舉做得很好耶！竟然可以在肝醣耗竭之前，用 225 磅（102 公斤）做 20 下？我從來沒想過！是誰教你蹲舉啊？」我老實回答：「我就用我覺得最自然的方式蹲而已啊！」在我技術進步的過程中，有些技巧彷彿已深深烙印在我心中，雖然還是有些技巧必須經過反覆練習，才會變得比較自然。

2001 年我參加了 2 場健美比賽，但過程不太開心。畢竟在備賽階段我必須吃得很少、大幅減脂，比賽時也要行屍走肉般在臺上展現自己，這一切都很不吸引我。此外，我的健美初體驗也不太順利，因為我的名次不太好，我也不喜歡這項運動的評判方式和主觀性。這段經歷帶給我的唯一好處，就是我親身經歷了高張力的備賽階段，而這個過程在各種競賽都相當類似。當時我並不擅長備賽，但在我接下來的運動生涯中，我越來越能掌握這個過程。

接觸健力

在這段健美的經歷過後，我帶著前所未有的幹勁回歸訓練。練得略有小成的肩膀，加上在健美比賽失利所學到的經驗，讓我更有動力努力訓練來提升肌力，並改善弱點。我當時並沒有計畫參加健力比賽，但已下定決心要學會划船、引體向上和蹲舉。在我開始認真進行更全面訓練後不久，史基浦又教我做硬舉，而我也在訓練中加入這個動作。他教會我硬舉的正確執行方式，也會在一些巨巨用糟糕的動作拉起重量時，為我分析他們的問題。史基浦說：「他們一定會後悔，但他們就是講不聽。」史基浦說得沒錯，因為後來我真的看到不少人因為姿勢不良而受傷。

在那段日子裡，我都遵循史基浦的指示：吃很多、練很勤。當時的我就是在發展並測試自己的訓練哲學和原則，同時為將來要參加的比賽打好基礎，只是當時還沒發現而已。許多前輩都告訴我要努力打好基礎，也告訴我進步的關鍵，這些對我來說都非常重要。舉例來說，我在站姿肩推之前先做啞鈴前平舉，或根本忽略站姿肩推，前輩們就會直接來罵我：「這種動作留到最後再做就好了啦，其實不做也沒差。」我記得某位練得很好的前輩跟我說：「只要你有做臥推和肩推，該練的部位都練到了，做前平舉只是浪費時間而已。」後來我發現，這些前輩是對的。很明顯，對一位 16 歲的青少年來說，肩推這個複合式動作的效果，比前平舉好得多。

大概有 1 年的時間，我都在認真訓練臥推、肩推、蹲舉和後來加入的硬舉，而我也開始做得越來越重。當時我的暫停臥推可以做到 425 磅（193 公斤）、蹲舉可以用 500 磅（227 公斤）做組，最大重量甚至也超過 600 磅（272 公斤）。至於硬舉，我則可以用 500 磅以上來做組。雖然我進步得很快，但離參加健力比賽的肌力水準還差了一些。

2002 年的某個平凡的日子，我照常在健身房訓練。史基浦一如往常帶著微笑走過我身邊，後面還跟了一位客戶。他直截了當地跟我說：「明年 3 月有一場健力三項比賽，請你去參加。」我當時相當錯愕茫然，卻也立刻答應下來，畢竟這樣讓我更有訓練的目標。不過，我還是跟史基浦說，我不知道他對我有什麼期待。他只說：「你只要答應我會參加就好，其他的交給我。」於是我開始備賽，而史基浦也幫我打理一切的訓練，並幫我擬定清楚的目標和計畫。即使當時我還是一名健力菜鳥，還是覺得他的有些安排相當合理且自然。舉例來說，不要每次訓練都想一路做很重，應該要有輕重量的訓練週等等，感覺起來都很合理。賽前為了確保我表現在狀況內的「高峰」訓練也相當合理，雖然我從未經歷過。畢竟如果真的要有點競爭力，我就必須採取正確的訓練心態，而且第 1 場比賽就要來了，我必須趕緊學會。

不知不覺就過了 3 個月，時間來到 2003 年 3 月 15 日，我即將參加人生第 1 場健力三項比賽。我當時緊張到不行，但其實我相當強壯，而我當時也不知道比賽的過程和結果會如何，但在新手運、聰明訓練和天賦的加持下，最後的結果令我相當訝異，因為我的成績竟然比一些前輩還要好。最後我的總和成績排名第 3，是許多人必須訓練多年才能達到的成就。

比賽過程也還算順利，我只有 2 次試舉失敗。我的蹲舉成績是 705 磅（320公斤）、臥推 424 磅（192 公斤）、硬舉 622 磅（282 公斤），而我在 435 磅（197公斤）的臥推和 644 磅（292 公斤）的硬舉都失敗，因此錯失總和 1,752 磅（795公斤）的機會。不過，我的成績還是能排進全國前 25 名！這次的比賽經驗，讓我首次體驗到內心某種聲音的「呼喚」，我終於找到一個可以在健身房中執行、自己又擅長且喜歡的運動。

怪獸的養成

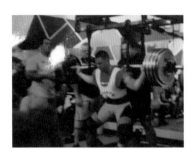

初嘗成功的果實後，我帶著更大的熱情回歸訓練。我很快就發現，只要我可以跟著直覺走，並專心在訓練上，很快就可以從新手蛻變成高手。我會爬到怎樣的高度？其實我自己也不知道，我滿腦子都是健力，容不下其他東西。當時只要有人願意聽，我就會滔滔不絕分享我的心得和展望，用「著迷」一詞甚至都不足以形容我的痴狂，相信當時我的女友和其他朋友都能深深體會。我有說過，我女友之所以會離開我，是因為我愛健力比愛她還多嗎？我對健力的熱愛早已滿溢而出，但這種愛彷彿毒藥，讓我難以專注在其他事物。當時的我對健力的痴迷程度，就像現在很多 CrossFit 的狂熱分子一樣。

有些健力大師會說，他們總有一天會做到某某成績或名次，但我從來不會這樣。我是慢慢追求目標，一心只想著變強。我知道只要我夠強壯，就有機會蹲舉 800 磅（363 公斤），但我從沒想過自己有可能蹲到 1,000 磅（454 公斤）（結果後來我蹲破 1,000 磅至少 50 次，大概前無古人了），更不用說蹲到 1,200 磅（544 公斤）、臥推 825 磅（374 公斤）和硬舉 850 磅（385.5公斤）。一開始我根本沒想過這些天文數字，而面對接下來幾場比賽，我還特意用 2,100 這個數字申請了一個電子郵件信箱，期許自己有天能達到 2,100 磅（952.5 公斤）。結果這個數字竟然在我第 1 場的三項比賽後不到 2 年就達成，而我知道自己必須再把目標拉高。

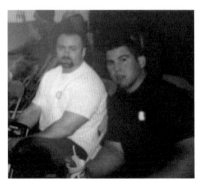

2003 年我首次參加健力三項比賽，並與我第 1 位健力老師亞當・德里格斯合照。

2005 年年底，我已經能做到蹲舉 925 磅（420 公斤）、臥推 600 磅（272 公斤）和硬舉 733 磅（332 公斤），而我的健力比賽年資竟然還不到 2 年。當時我已經位居全國前 5，也相當接近蹲舉與總和的世界前 10。健力相關的世界紀錄是由一位名為麥可・宋（Michael Soong）的選手編纂，他已經退休了，不過一直對健力紀錄的追蹤相當有興趣。對我來說，麥可的紀錄才有參考價值，是不附屬任何聯盟、不屈服於任何規則的強者名單，而那些小聯盟、小分區的紀錄根本就不重要。看到自己的名字進入這個夢幻排行榜，讓我相當雀躍，也讓我更積極追求更高的名次。當然，也有不分聯盟或分區的年度總合排行，但世界紀錄才是大家追尋的目標。雖然我在每場比賽幾乎都能排進前 3，每次的總和也都在進步，但要和這些世界級的選手競爭，我還有很長一段路要走。

井蛙之見

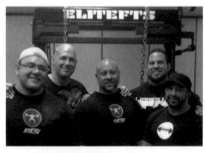

2011 年的我和訓練夥伴們。

接下來的時間，我的眼界變得相當狹隘。現在回想，2005-2011 年這段時間，我的生活、訓練和競賽過程都已相當模糊。我的注意力都集中在下一場比賽、下一次訓練、下一餐，而人生的唯一目標就只有變強壯。這段時間我的競賽成績確實大幅進步，但我也付出了代價。

我的身體開始出現各種小小的損傷，多半都發生在軟組織，有時候則是胸肌、腿後肌或肩關節唇。不過，我都可以找到確切的部位，而且只要休息一下就能改善。這段時間我開始注意到，雖然我的比賽成績很好，還是會有嚴重的空虛感。確切來說，我覺得自己的身體和訓練好像缺少了些什麼，而這個空缺所帶來的影響好像越來越明顯。我發現自己進步和恢復的速度開始變慢，在大重量訓練

後也要更多時間才能恢復。此外，我也開始偶爾感覺背部疼痛，但我不太在意，等到稍微舒緩後，就持續訓練。畢竟我的背部應該很強壯吧？我不會有事的。

當時我最大的問題就是不知道要積極強化核心穩定性、復健和長時間休息，才能真正根除身體的疼痛。我當時既固執又愚蠢，總以為強壯的背部無堅不摧，任何針對背部的微調都不值一試，一心只想著變強壯。老實說，當時身體沒有受到更大的損傷，是相當神奇的一件事。很難以置信，我具備按摩治療的背景，卻沒有意識到不均衡的動作模式和糟糕的訓練計畫，正在逐漸侵蝕我的身體。我根本已經停止學習，對事情的看法變得相當狹隘，甚至可以說是在虐待自己的身體。我的訓練量或頻率還算合理（當時的訓練計畫和現在差不多），但有些該做的事情沒做，讓我的身體付出很大代價。我並沒有隨時隨地保持運動員該有的謹慎，做輕重量時往往過於輕率。話說回來，到底什麼是運動員該有的謹慎？訓練中的輕率又是什麼意思？簡單來說，我們必須注意身體狀況、姿勢和動作，而且不僅在健身房中要注意，而是在生活中「隨時隨地」都要注意。

猛力拉扯槓鈴、背起大重量時放鬆身體、硬舉拆裝槓片時彎腰，以及做輕重量時沒有繃緊核心，都共同造就了我後來的悲劇。簡單來說，我就是太過輕率，而當時我覺得自己是超人，根本不用在乎這些。經過長時間的累積，在訓練和生活中不斷彎腰、做大重量時使用糟糕的姿勢、訓練三項時忽略關鍵指導語，以及各種不良的姿勢和力學角度，最後讓我付出慘痛的代價。

我在訓練時、倒垃圾和抬起 50 磅狗飼料袋的動作都相當糟糕且輕率，當下也沒什麼感覺，但隔天做 1,200 磅（544 公斤）深蹲的時候，就很明顯感到不對勁。重點是，我已經完全失去傾聽身體的能力，而開始訓練時對我幫助甚大的新手運和各種直覺，也早已失去效用。我的身體逐漸無法跟上更高層級的訓練，看來有些地方要砍掉重練了。

少年得志

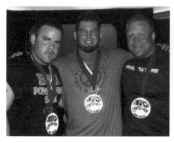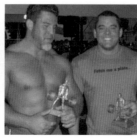

雖然有時候會不舒服或疼痛，我還是繼續努力訓練，畢竟我覺得這是運動員的必經之路。當時的我根本沒想過，原來自己的動作很有問題，就算當時有人這麼指點我，我大概也不會聽。我真的必須徹底重整自己莫名的自尊，才看得到自己的缺失，這點我之後會詳細解釋。當時我就是太急於提升肌力，並沉溺於競賽成績，根本聽不到各種「背景聲音」。

2006 年的時候，我全心全意投入建立訓練才不過 3 年，就以 220 磅（100 公斤）的體重做到蹲舉 1,030 磅（467 公斤），打破了世界紀錄。當時我 25 歲，覺得自己不可一世，不過少年得志確實是把雙面刃。對一個天賦異稟、在同量級中首屈一指的年輕人來說，心智還不成熟，身體也還是滿滿的睪固酮，實在很難聽進別人的建議，而當時的我就是這樣。2005-2011 年之間，我每年都把油門踩到底，一路增加量級、打破世界紀錄、贏得大大小小的比賽，完全沒聽到身體的聲音。其實也不是沒聽到，只是充耳不聞而已。我一心只想要更多的成就，沒有什麼事情可以阻止我。我根本就梭哈了，完全不顧後果。

以下是我的進步過程。

這段時間內，我 2 度增加量級，在 3 個量級中都取得前 2 名成績。這時，我已躍升為當代最佳且最穩定的健力選手之一。

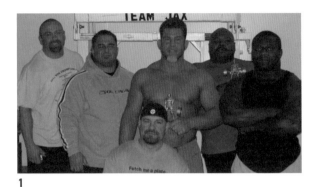

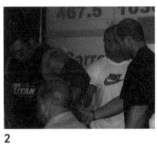

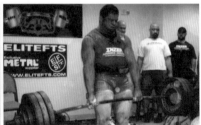

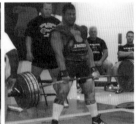

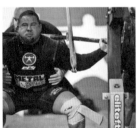

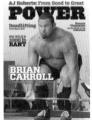

1 2005 年 220 磅（100 公斤）量級：蹲舉 925 磅（420 公斤）名列蹲舉全國第 5，總和 2,222 磅（1,008 公斤）名列總和全國第 10，一隻腳已經踏進世界紀錄的名單。

2 2006 年 220 磅（100 公斤）量級：蹲舉 1,030 磅（467 公斤）名列蹲舉全國第 1 和世界第 1，總和 2,376 磅（1,078 公斤）名列總和全國第 1 和世界第 2。

3 2007 年 242 磅（110 公斤）量級：這年增加了 1 個量級，蹲舉 1,040 磅（472 公斤）名列蹲舉全國第 2，總和 2,442 磅（1,108 公斤）名列總和全國第 2、世界第 4。

4 2008 年 242 磅（110 公斤）量級：蹲舉 1,052 磅（477 公斤）名列全國第 1、世界第 2，總和 2,570 磅（1,166 公斤）名列全國第 2、世界第 2。

5 2009 年 275 磅（125 公斤）量級：蹲舉 1,100 磅（499 公斤）名列蹲舉全國第 1，總和 2,660 磅（1,207 公斤）名列總和全國第 1、世界第 2。

6 2010 年 275 磅（125 公斤）量級：蹲舉 1,145 磅（519 公斤）名列蹲舉全國第 1，總和 2,700 磅（1,225 公斤）名列總和全國第 2、世界第 2。

7 2011 年 242 磅（110 公斤）量級：蹲舉 1,063 磅（482 公斤）名列全國第 1，總和 2,503 磅（1,135 公斤）。同年在 275 磅（125 公斤）量級達到蹲舉 1,185 磅（538 公斤）名列全國第 1、世界第 1，總和 2,730 磅（1,238 公斤）名列世界第 2。

第 3 章

我的脊椎問題
CHARTING MY SPINE'S DEMISE

要知道我為什麼會淪落到在醫院停車場想要自我了斷，就得先看看我當時覺得不太重要或沒有徹底解決的一些問題。讓我們隨著時間順序慢慢看下去。

與背部疼痛的邂逅

我在 1996 年時，第 1 次感受到下背部疼痛，而且真的很痛。當時我還在學校的棒球隊，經過數週的增強式訓練、跑步、衝刺和無意義的伸展，我的下背部開始產生陣陣的劇痛。接下來幾個月的時間，我都在盲目嘗試將膝蓋抱向胸口這個可怕的伸展動作（不幸的是，現在還是很多人會建議運動員在疼痛時執行這個動作），結果一點效果都沒有。後來到了耶誕假期，我終於可以一段時間不做體能訓練，之後我的背部才慢慢自己好起來。

與背部疼痛的第 2 次遭遇

2003 年是我全心全意投入健力的第 1 年。當時我在全新的健身房訓練硬舉，在某一次動作時，我在起始位置太過匆促，握槓時不小心滑掉了。身為一個積極訓練的年輕人，我想都不想就立刻重做一次。突然間聽到「啪」的一聲，當時因為訓練而疲勞的我，還以為是腰椎關節面的拉傷，但其實不是這樣。無論如何，我還是休息了 5 週左右，最後似乎又沒事了。

與背部疼痛的第 3 次遭遇，這次來真的了

時間是 2009 年，我正在積極爭取警察學校的獎學金時，我的背部真的受傷了。在一個炎熱的七月早上，我在障礙賽場上全速衝刺時，在布滿露水的平臺上滑了一個四腳朝天，好死不死我的臀部（薦椎）直接著地，就跟那些跌倒影片的內容差不多。最後，我還是在雙腿幾乎無法正常運作的情況下完成了障礙賽，最

後都是將雙腿死拖活拉，才能向前邁進。當時我還以為只不過是腎上腺素濃度下降，或是身體有些疲勞而已。現在回想，我再度忽略了損傷。我後來勉強爬回車上，但接下來的半小時我都只能待在停車場，因為實在太過疼痛。後來終於有辦法移動的時候，我馬上把冷氣開到最強，飆回家的路上還必須將座椅盡量往後壓低，因為我根本無法忍耐坐直時產生的劇痛。這次的狀況真的很嚴重，而且肯定是我日後種種問題的根源。

接下來的幾個月，我的背部問題一直困擾著我，我會覺得穩定性和剛性都不太夠，好像背部突然變很弱一樣。但我還是持續訓練，並依舊在 3 個月後參加比賽，還在比賽中首次做到 800 磅（363 公斤）的硬舉，蹲舉也首次超過 1,100 磅（499 公斤）。神奇的是，經過短暫休息，我的背部似乎又沒事了，也準備好再次比賽。

後來，我的背部問題已經不太會發生，我也沒有感覺疼痛或任何不對勁，似乎已經痊癒，所以我就繼續推進，把身體狀況推向當年的高峰，準備接下來的比賽。我持續進行大重量訓練，但曾經連續數月都專注於提升肌力，而非依照比賽項目和時程來安排接近比賽強度的訓練。現在回想，這段時間大概也讓我的背部休息了一下，但我糟糕的脊椎衛生習慣和整體動作模式，大概也抵消了這段時間的休養效果。

運氣即將用完

2011 年我以 1,185 磅（538 公斤）的蹲舉（275 磅量級以下的世界紀錄）第 2 次刷新世界紀錄時，背部在動作的障礙點時出現了一點感覺。接下來的一段時間都相當疼痛，而且一種詭異的虛弱感也在我的左腳逐漸蔓延，嚴重到做動作時會直接無法用力。我當時還是用盡全力驅動我的左腳來完成動作，但代價是在動作

結束後，我的左腳幾乎無法動彈，必須用「拖」的方式來移動。不過我當時沒有跟任何人說，也試著不去在意這件事，畢竟還有比賽要比，也還有錢要賺。而這一天正是我墮入深淵的分水嶺。

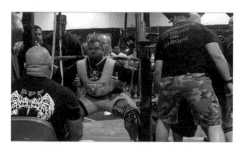

蹲舉 1,185 磅，世界紀錄。

現在回想，當時犯的一個大錯，就是比賽之間的恢復和適應時間太少。結束一個週期後，我會馬上開始下一個週期，從不會花時間處理背部問題，因此背部疼痛越來越嚴重且複雜。現在的我想給年輕選手一個建議，就是 1 年參加 2 場比賽就好。相信我，我可是吃足了苦頭。

從傷背到斷背

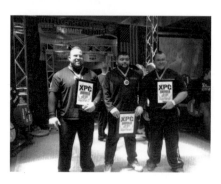

時間快轉 18 個月，我在 2013 年 3 月剛結束阿諾盃的 XPC 健力比賽，當時的總和是第 2 名，不如前一年的成績。最慘的是，這兩年的阿諾盃健力比賽，我在硬舉時根本連走路和做到起始動作都有問題。看來狀況真的有點嚴重。

當天賽前其實一切都很順利，我的體感很好、動作很順暢、心態也相當穩定。但在暖身的最後階段，我的背痛開始出來攪局。就在我做完一次 975 磅（442 公斤）蹲舉時，我的背部出現「啪」的聲音，接著我的腰椎和左臀就開始產生劇痛，並一路從左大腿延伸到腳掌。

我當時的反應就和任何對基礎脊椎力學一無所知的蠢蛋一樣：我俯臥在地上，叫別人踩在我的背上，並試著把脫位的脊椎骨用力推回去。果不其然，疼痛更加惡化，情況幾乎已經無法收拾。

但我還是帶著決心、愚蠢和意志力，硬撐完整場比賽，而其實硬撐這個詞用得還算保守了，畢竟我光是來到硬舉的起始動作，幾乎就得用盡全身的力氣，當時連 315 磅（143 公斤）硬舉可能都有問題，而這可是我 15 歲就能做到的重量。即使我當時的掙扎相當明顯，還是不知怎地受到另一名選手的鼓舞，拉起了接近 800 磅（363 公斤）的重量，最後在決勝關鍵的 804 磅（365 公斤）失敗。毫無意外的是，在這最後關頭不知哪來的野心，讓我付出非常慘痛的代價。

重點是，以我當時的身體狀態，要去參賽都是相當危險且駭人的天方夜譚。每場健力比賽都要經過 3 次大重量蹲舉和臥推，槓鈴才會回到地上，並準備開始硬舉，而硬舉結束後的總合，就是決定勝負的關鍵。所有偉大的硬舉運動員常常說：「到了硬舉階段，比賽才真正開始。」

這次比賽我已經服用了相當多的消炎止痛藥、神經阻斷藥物、脊椎小面關節注射（facet injection）、硬脊膜外麻醉（epidural），並帶著滿腔的愚蠢和固執。現在回想，我根本就不應該去比賽！一次都不應該！

我帶著複雜的心情離開比賽，當時我對自己的身體非常失望，特別是我的背部，因為它的受傷不僅干擾我做動作，也讓我無法像以前一樣好好備賽。我已經把所有能做的都做了，但疼痛始終沒有減緩，更不用說我的硬舉表現因為傷害而正快速退化中。我真的已經盡力了，該做的都做了（包括服用各種藥物、咖啡因、能量飲料，雖然最後的結果是因為腎結石而送醫），但還是不夠，而我正一步步陷入走投無路的危險地帶。

10 年下來，我以 275 磅以下的量級，超過 50 次做到 1,000 磅（454 公斤）以上的蹲舉，甚至也曾做到 1,200 磅（544 公斤）；硬舉也多次超過 800 磅（363 公斤）。而這些漂亮的成績，卻讓我的身體（特別是背部）付出慘痛代價。多年來，我一直使用糟糕的動作型態，並允許身體在大重量負荷時鬆掉、也沒有維持足夠的剛性，加上安排失當的訓練課表，以及從來不休息等一連串的錯誤，最後都讓我嘗到報應。身體倒下以後，馬上就輪到心理。我不僅身體崩壞，連情緒和心理狀態都急轉直下。我覺得自己像個笨蛋，不僅毀了自己的背，也毀了自己的心。這一路下來，我不僅迷失了自己，也錯失了許多事物。當時推動我追尋目標的井蛙之見，也大大影響我訓練以外的人生。因為受傷，我一天能運動的時間大幅減少，而我的生活越是靜態，疼痛就越是嚴重，讓我幾乎無法動彈。我的健康急轉直下，體重也不斷飆升（即使我會以力量提升為藉口來粉飾太平），整個人病懨懨，並因為疼痛而相當厭世。

　　我在尋求解決方法時目光變得非常狹隘，對妻子和朋友的態度都和以前不一樣了。當時我 1 週有 3 天會開車，其中 1 小時是去訓練，而訓練需要花 2-4 小時，再加上後續的通勤和吃飯時間，總共會到 6 小時左右。因此我在家的時間不多，就算在家，我對待家人的態度也不好，整體狀況相當不理想。

　　現在回想，我當然完全明白當時自己的眼界如何狹隘。我記得 2012 年時我拒絕出席一場派對，因為站很久會讓我的疼痛變嚴重。那時心情很差，而且都不想跟老婆做愛，因為背部和腿部持續疼痛，而且總覺得自己又肥又懶。後來情況越來越嚴重，我的身心越來越孤立，嚴重到後來莉亞跟我說：「自從開始疼痛後，你真的很不快樂，而且非常難相處。」

尋求解方

　　我試過各種方法，但疼痛都無法緩解。我花了很多時間放鬆大腿前側和後側，做了一大堆的伸展和滾筒放鬆，我甚至嘗試了負重仰臥起坐和直腿後擺（reverse hypers）等核心訓練，但後來實在太痛，不得不停止。不過，我倒是發現，如果可以隨時繃緊核心並減去一些體重，疼痛就會稍微緩解，但效果也只會維持一下下。我當然也同時服用腎上腺皮質酮等抗發炎藥物，試著減緩疼痛。我們都知道這種藥物的副作用，也知道它們會對身體造成多大的負擔，而效果卻是如此地短暫。

麥吉爾教授對直腿後擺的看法

許多運動員的訓練計畫中，都會加入直腿後擺，但有些人會因為這個動作而受傷，因此直腿後擺可說是毀譽參半。對力量型運動員來說，直腿後擺的利弊實在很難說，因為影響因素包括動作技巧、訓練量、計畫安排、生理構造、受傷史等等。

　　走投無路的情況下，我去尋求一位疼痛管理專家的協助。克勞帝歐・文森帝（Claudio Vincenty）醫師在業界相當知名，專治各種背部疑難雜症。聽了我的故事、並看了我的檢查報告，他決定讓我接受硬脊膜外麻醉和脊椎小面關節注射，而且沒有強迫我接受任何止痛藥，甚至連提都沒有提。多數人都知道，這類注射療法都只有暫時性的效果，而且治療的時間越久效果就會越差。我的情況就是如此，只有得到暫時舒緩，後來進度就停滯不前。皮質類固醇的效果持續最久，第 1 次注射後疼痛大概減緩了 3 週的時間，但隨後效果就漸漸消退。第

2 次注射的效果只維持了 1 週；之後的注射則一點效果都沒有。我當時正積極備賽，我很感激文森帝醫師花時間了解我的狀況，而且他確實已經盡力在幫我。

處理疼痛的根源

真正的問題在於，我並沒有處理結構性的問題。我的動作型態相當糟糕，讓疼痛持續惡化。糟糕的動作型態會讓治療的效果更快消退，而治療會讓我暫時感覺不到疼痛，又讓我的動作型態更加惡化。這也難怪，每次藥效消退後，我都會感覺更糟，因為我整個人的狀況一直在走下坡。

文森帝醫師相當專業，我打從心底尊敬他。這一連串的注射治療效果越來越差以後，我在 2013 年詢問他是否能讓我轉診接受手術，畢竟當時我覺得開刀應該是我最後的選擇。意外的是，他竟然建議我能不開刀就不要開刀。文森帝醫師說，脊椎的層層肌肉結構和神經如果經過調整，就永遠無法回到以往的狀態，而且開刀從來就不一定能帶來好的結果。簡單來說，開刀就和擲骰子一樣，必須看運氣。文森帝醫師曾說：「上帝不讓我們開的東西，就不要輕易去開。」這句話我讓我印象非常深刻。我花了一些時間思考他所說的話，但種種跡象顯示，我最好還是去開刀，畢竟這段時間以來我都沒找到其他選項。所以我決定去開刀，並認為開完刀後疼痛就會根除，我就能重新回歸。

接下來，我看過多位外科醫師，但始終沒什麼進展，這種失落感慢慢累積，就到了讓我在停車場內身心崩潰、差點了結自己性命的那一天。我一直不會對學員隱瞞我的背部問題，有一次一位名為理查・布朗的學員建議我去諮詢一位加拿

大的脊椎專家，這位專家也經常和菁英運動員合作。當時我覺得反正情況也不會變得更差，因此決定不妨一試。

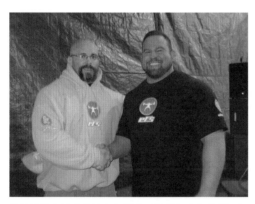

微笑的外表掩蓋住站上頒獎臺所需的努力和苦難。這張照片是 2012 年某次比賽贏得總合金牌後所拍，但為了這面金牌，我付出了慘痛代價。當時我的背部已經疼痛萬分，只能勉強靠著勝利的雀躍來麻痺。

先前提過，這是我這輩子最艱困的一段時間。當時的生活一團亂、而我滿腦子又只有趕快回到競賽水準。一開始注意到背部真的有問題時，我還抱持著只要看 1 次醫生並接受治療就可以回歸訓練和競賽的希望。

到了這個時候，我的狀況已經從訓練時的偶爾背痛，變成隨時隨地持續疼痛，這對我的訓練和日常生活都造成影響。當時的狀況真的很不好，我隨時都在祈禱情況能趕快好轉。

很慶幸我的客戶理查‧布朗建議我去找麥吉爾教授。在網路找了麥吉爾教授的資料、並問過幾位醫界的朋友後，我彷彿看到一道微弱的希望，也許問題能夠就此解決。做過功課以後，我發現麥吉爾教授就是運動界的背部專家，而也有許多人為此背書。加拿大健力選手西恩‧邱爾區（Shane Church）曾經跟我保證：「他會把你修好。」因此我就打電話到麥吉爾教授的大學辦公室，希望他至少能夠給我一些建議。當初根本沒想到，這通電話竟然就此改變我的人生。

第 4 章

恢復的曙光
RECOVERY: THE ATHLETE AND THE PROFESSOR

麥吉爾教授方面

　　有一天，我在滑鐵盧大學辦公室的電話響起，這是住在佛羅里達的布萊恩所打來。其實我每天都收到許多人的請求，要我幫忙評估背部疼痛，多到無法負荷，但布萊恩是個令人尊敬的運動員，既聰明又誠懇，所以我決定要跟他見面。

　　我常常會上網 google 一些有名的患者，先了解他們的背景資訊，看看能用什麼方式幫忙。見到患者的第一眼，我的評估過程就已經開始。我會注意他們的各種姿勢，包括走路、坐下、起立、握手和講話的方式，我也會快速「閱讀」眼前的運動員，包括他們的心理狀態、人格特質、學習風格和動作模式等等。接著，我會開始與患者對談，將他們的疼痛歸類，並評估他們當下的日常生活作息和訓練計畫。我會讓患者盡情地講，這樣我才能真正認識他們，並試圖理解為何其他專業人士無法解決他們的背部問題。

　　在辦公室的對談結束後，我們會前往我的實驗室診間，進行全面的痛感刺激檢測，看看怎樣的情況下會引發疼痛。我們會先看看動作、姿勢或負荷，是否會引發疼痛，接著刻意對特定組織施加壓力，看看疼痛的機制為何。這種方法可以將特定的脊椎骨、神經、小面關節、薦髂關節、韌帶、肌肉等等獨立出來，看看誰才是疼痛的真凶。接下來，我們會實驗各種姿勢和肌肉啟動形式，來找出立即減緩疼痛的方式。這種方法能夠讓身為治療師的我，找出每位患者獨特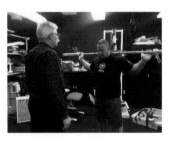的疼痛原因和症狀。舉例來說，如果已知疼痛原因是特定負荷下的液體壓力導致椎間盤突出，我們就會刻意創造不同的負荷形式來抵消導致疼痛的壓力，並減緩疼痛。如果症狀會立刻減輕，就表示我們找到了疼痛的機制。我非常提倡用理學檢測、壓力測試和刻意引發疼痛等方式，來檢查患者的狀況。有

些醫師只會用核磁共振、電腦斷層和 X 光片來尋找背部疼痛的原因，這是一個很大的錯誤，就像用汽車底盤的照片來找出車子故障的原因，而非親自發動車子來測試。當然，我們也會認真仔細檢視這些醫學影像，但無論如何都會先用上述的方式檢測。舉例來說，我們可以透過核磁共振影像看到受傷的部位，這表示若要解讀這張影像，就需要倚靠檢測患者的結果，來看看這個受傷部位是真的造成疼痛，或是純粹是由軟骨或傷痕覆蓋的舊傷而已。如果各位讀者對詳細過程有興趣，建議參考我的診斷教科書《下背疾病》。

我帶著布萊恩走過這些痛感刺激檢測過程時，發現他對疼痛感到相當挫折，導致他根本沒發現日常生活的動作會讓傷害加劇。他透過言語形容和在我面前展示的動作型態，顯然會讓脊椎持續承受壓力並引發疼痛。老實說，當時他根本就沒有在照顧身體，甚至是故意用糟糕的姿勢和極大的負荷來懲罰自己的身體。透過對談、痛感檢測和檢視他的醫學影像（核磁共振），我們發現他對脊椎彎曲和壓迫方面，一點概念都沒有。他的組織受到相當嚴重的傷害，是我這輩子見過數一數二的嚴重。這種情況下，他竟然還能持續訓練和比賽，我實在無法理解。

檢測疼痛機制後，我們接著檢測一些動作模式。他用空槓做動作時，就顯示出一些瑕疵。首先，他並沒有做出最重要的「楔緊」（lifter's wedge），也就是鎖住並固定動作，好讓身體得以承受負荷。我猜也許是他覺得空槓太輕，根本不需要使用正確的動作模式，所以我請他再試一次，並更認真做出該有的「楔緊」動作，結果還是沒有。真的很難相信他是我上網查到的那名菁英運動員！只能說疼痛是個可怕的強盜。如此一位才華洋溢的超級運動員，竟然也因為疼痛的關係，動作變得如此殘破不堪。

布萊恩相當和善，我也不想太強迫他，但我接下來還是教他如何穩穩鎖住軀幹，並給出扭彎槓鈴和雙腳抓穩地板等等指導語，讓他能夠穩定脊椎。

簡易診療筆記：布萊恩‧卡羅爾

——檢測時間 2013 年 5 月 1 日
病患敘述的疼痛開關：脊椎在日常生活動作會產生陣陣疼痛。

症狀：背部疼痛和左足下垂。

經過診療發現的疼痛開關：腰椎第 3、第 4、第 5 節會因為剪力引發疼痛，而髖伸肌繃緊時疼痛會減少。腿抬高的時候會產生下背疼痛，但腰椎維持中立曲線時則不會。

髖關節或薦髂關節不會產生疼痛。

椎間盤突出真空姿勢時（俯臥延伸腰椎），疼痛會減少。

髖關節在深蹲的時候，股骨會與髖臼產生夾擠，推動骨盆並讓脊椎彎曲，背部會產生輻射狀的疼痛。如果讓髖關節和頸椎神經牽引，疼痛會減少。

站姿向左扭轉伸展，髖關節左前側會產生反射性疼痛，但如果單腳站立則會讓疼痛減少。

胸椎第 12 節和腰椎第 1 節之間，以及腰椎第 5 節和薦椎第 1 節之間，都有明顯的脊椎折點。

徒手壓迫髂骨，會減輕症狀。

兩側都有坐骨神經緊繃的問題，但右側較為嚴重，尤其是在頸椎彎曲的時候，但在坐骨神經牽引後會減緩疼痛，不過神經牽引後會產生滯留阻力。

醫學影像發現：薦椎上終板（sacrum superior end plate）大規模破裂，壓迫到第 5 節腰椎，而大範圍椎間盤前突則將第 4 節和第 5 節腰椎之間，以及第 5 節腰椎與第 1 節薦椎之間的椎間盤壓平。這些椎間盤附近都有水腫的狀況，但脊椎的其他部位則沒有發現異常。

卡羅爾方面

　　無需贅言，在與麥吉爾教授對談之前，我已經受夠了各種看診過程，但我覺得這位專家應該會不一樣。因此，我決定在與他見面之前，先收起累積已久的憤怒，並開放心胸接受改變。當時的我變得相當肥胖、邋遢、情緒化，也失去了生活的熱情。是時候放下自尊、接受寶貴建議，並讓內心的控制狂休息一下了。我知道靠自己的力量改善這一切已經不可能。雖然我很焦慮，我還是非常渴望改變，並已經準備好投入百分之百的心力來改變自己。麥吉爾教授會帶來我夢寐以求的突破嗎？我們從傑克遜維爾搭上了飛機，滿懷希望前往加拿大。

　　即將與麥吉爾教授見面的那天早上，我再度對莉亞表示我的審慎樂觀。5月的加拿大天氣非常好，我們在滑鐵盧大學的應用健康科學機構等待麥吉爾教授。我對這趟旅途充滿期待，但仍對未來相當不確定。即使當時我做了很多功課，對麥吉爾教授算是相當了解，仍不確定與他見面後會發生什麼事。

　　如同命運的安排一般，我和麥吉爾教授一見如故。他非常認真聽我說話，並將我提供的身體和受傷資訊整合，打造出最適合我的恢復計畫。從來沒有人像麥吉爾教授一樣，那麼認真聽我說話。畢竟他也曾經是運動員，因此相當能理解我的狀況。第 1 次會面時我唯一感到挫折的地方，是發現自己的訓練和生活型態有許多瑕疵，而且都是完全可以避免的瑕疵！我讓自己陷入了疼痛的惡性循環，而且我自己的行為就是罪魁禍首。這是一個相當令人憤怒的發現，但我還是很快克服了情緒，並告訴自己別再重蹈覆轍。從那天開始，我要徹徹底底地改變。

　　我們邊聊天邊檢視醫療影像的時候，麥吉爾教授指著 2 塊腰椎之間的陰影，問我有沒有感覺哪裡怪怪的。我跟他說：「看起來我的薦椎都要碎掉了！」麥吉爾教授說，我的薦椎確實碎裂了，更糟的是，這個大規模的裂痕將我的薦椎分為

前後兩半。說也奇怪，之前的兩位神經外科醫師、骨科醫師和多位放射師從來沒有提到這點，只有我的整復師艾咪‧伯恩斯坦（Amy Bernstein）告訴我，看起來好像不太對勁。（補充說明：麥吉爾教授辦公室的電腦設備，有很高的解析度、而且可以將特定部位放大，但艾咪可沒這種設備，只有在一般診間所看到的板子而已。）

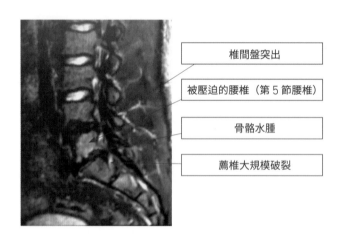

- 椎間盤突出
- 被壓迫的腰椎（第 5 節腰椎）
- 骨骼水腫
- 薦椎大規模破裂

　　看來我對脊椎造成的傷害，比我原本想像的大很多。我看過許多可怕的核磁共振影像，畢竟我也在網路上做過很多功課，但我卻忽略掉自己影像中的陰影部分，也許這就是所謂的當局者迷、旁觀者清吧。我知道我的背部狀況很糟，但老實說，在麥吉爾教授指著我的影像跟我分析以前，我根本沒意識到自己的結構損傷有多嚴重。

　　我知道鋸齒狀的邊緣、平坦的椎間盤和深色的陰影很不正常，但在麥吉爾教授簡明扼要的解釋以後，我才知道問題的嚴重性。這一刻令我相當無助。我還記得我兩眼無神地看著莉亞，因為我還在消化自己一直都在強迫自己帶著破裂骨頭做訓練的事實。我永遠不會忘記這一刻。我一直都知道我的椎間盤有問題，

但我的薦椎幾乎要斷成兩截，真的完全出乎我的意料。我第 1 個想到的，就是
2009 年秋天我跌倒的那次和跌倒之後有多麼疼痛。

在我們聊天的過程中，我發現光是跌倒和比賽帶來的壓力，還不足以讓問
題變那麼嚴重。它們確實是我背部問題的主因，但如果我平時能更照顧自己的
身體，就不會惡化成這個地步。我開始了解來龍去脈的同時，麥吉爾教授突然叫
我轉身看看我背後的鏡子。果不其然，鏡中的我正駝背坐在椅子上，姿勢相當糟
糕，而這種姿勢當然會使椎間盤問題更加嚴重。汗顏的我立刻坐正，並嘗試做出
我們前幾分鐘才討論過的下背部自然曲線。知覺是改變習慣的第一步，現在終於
有人強迫我正視自己的缺點。我們都還沒進到實驗室診間，就已經有這麼多重大
發現了！

在接下來的教學過程中，我發現麥吉爾教授給的動作和身體相關指令，我
一直都忽略，甚至從來沒有做過。我盡最大努力在學習，同時錄音並作筆記。
麥吉爾教授說的一切都相當精準且切中要點。我感到受寵若驚，因為這位全世界
公認的脊椎生物力學大師，竟然願意在我身上花那麼多時間，而且他真的名不虛
傳。我全程都很開心，一切感覺都很不真實。能夠與這位素未謀面的大師學習、
討論，並擁有那麼多共同點，確實是我當時非常需要的。從學術的角度檢視我的
運動能力和受傷狀況，並得知科學可以輔助我的恢復和訓練，不僅相當有趣，更
是讓我的生活和訓練回到正軌的關鍵。我和麥吉爾教授從一開始的陌生人，變成
一拍即合且互相尊敬的良師益友，就應證了我在診間外面等待時的好心情。雖然
我們切入問題的角度不一樣，但還是很快找到共同點，並完全理解彼此的語言。
我們真的是一見如故。

麥吉爾教授要我用很輕的重量做硬舉，而他首先注意到的，是我的動作根
本沒有「楔緊」。我的身體和心態都過於鬆散，畢竟眼前這區區 45 磅（20 公斤）

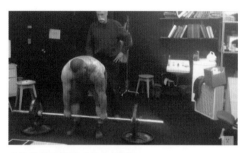

我的動作顯然完全沒有「楔緊」。

的重量，我用小指都舉得起來。不過，這可是個嚴重的問題。我沒有收緊背部、做出反向聳肩的準備動作，也沒有夾緊菱形肌，更沒有將闊背肌往下拉。身為一名健力選手，每次做蹲舉、硬舉或其他類似動作時，都應該做到以上這些基本動作。我在做動作時，卻連最基本的指令都做不到，我的核心和背部完全沒有收緊。我知道穩固核心應該是種本能反應，但多年來我的背部疼痛已經讓我在準備動作時忘了這種本能。我在無意間一直讓身體做出糟糕的動作，在做蹲舉和硬舉時為了盡量避免疼痛，卻讓我的脊椎問題更加惡化。也就是說，我不知不覺讓身體進入了生存模式。每次我用這種方法舉起重量時，情況就會惡化，而動作走樣得越嚴重，我的身體就會越習慣這些糟糕的動作。

　　麥吉爾教授讓我理解這一切後，我不禁笑了出來，讚嘆他竟然讓一切看起來那麼單純。我怎麼會沒注意到這些顯而易見的地方呢？也許是因為菁英運動員會很習慣自己習以為常的動作，讓他們忽略專項運動中最基本的部分。很多人都說，我們要以比賽為目標來練習，這句話說得真好。畢竟如果我在面對輕重量時，沒有用正確的方式來準備，我在賽場上準備破紀錄時，又怎麼可能可以拿出

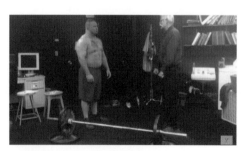

放緩腳步，像初學者般重新來過。

最好的動作型態呢？我發誓，我絕對不會再讓自己的動作如此隨興鬆散。不管重量多少，也不管是在健身房、比賽或倒垃圾，我會用最認真的心態面對每次的動作。我的身心都必須作出很大的調整，才有辦法做到這點。麥吉爾教授在過程中扮演良師益友的角色，甚至會使

用一些手段（他會在我從地上拿起東西時干擾我的注意力，看看我的動作模式是否維持一致），引導我在不讓脊椎狀況惡化的情況下，重新學習如何移動、坐下、站起。現在回想，當時重新學習正確的動作模式，並避開疼痛開關，實在相當容易，因為我遇到的是一位真正的專業人士。

最令我震驚的是，剛離開麥吉爾教授的辦公室後，我的背部狀況竟然就比剛來的時候改善許多。只花了 4 小時來重新學習動作、並刻意調整我使用身體的方式，我的疼痛竟然就已顯著改善！我迫不及待要把學到的東西應用在生活中，而我也堅信情況會持續好轉。在麥吉爾教授的協助下，我終於踏上了夢寐以求的恢復之路！我覺得自己受到解放而且充滿力量！沒有任何事情可以阻止我。

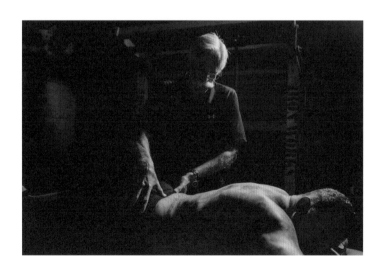

第 5 章

傷害的機制
THE INJURY EXPLAINED

麥吉爾教授方面

　　健力和大力士比賽對運動員的身體能力要求極高，鮮少運動能與之比擬，而且也會壓抑身體自我預防傷害的天然機制，才能達到競賽需求的最大力量。這些運動員必須強迫身體違抗理智，並讓身體負荷比日常生活中大很多的重量。接近這種所謂的身體分水嶺時，會產生顛峰的運動表現，但如果超過分水嶺，相關的身體組織就會因壓迫而破裂，或因過大的壓力而撕裂。

　　這些所謂的破裂或撕裂，可能嚴重到大幅影響運動表現，也可能是容易忽略的細微損傷。要提升脊椎的負重能力，就需要以大重量訓練帶來些許細微損傷。我認識的菁英健力運動員，每一位的脊椎都有細微損傷的狀況，畢竟這是健力訓練過程的必然。因背部問題來找我諮詢的運動員中，多數都有較嚴重的脊椎終板（end-plate）損傷，造成的傷害足以影響他們的負重能力。訓練的超負荷相當常見，最後的結果可能是向上適應、提升脊椎的力量，但如果超過了分水嶺，就會讓細微損傷逐步累積成大規模的傷害和疼痛。並不是每位運動員都知道什麼時候要停止加重，或了解怎樣才是太重，但可透過學習培養這樣的洞察力。

　　接下來我將解釋脊椎負荷適應的過程和機制，以及在訓練週期中如何安排休息。

一般傷害的過程和型態

　　最容易導致力量型運動員受傷的變因，是體外負重壓力和脊椎彎曲負荷。下背部壓力負荷主要是來自接觸和承受體外負重的背部與軀幹肌肉，也就是槓桿的功能。背起槓鈴的時候，槓鈴的負荷會落在腰椎的前方，此時背部肌肉就必須收縮來支撐身體，並抵抗身體因負重而前彎。這些肌肉距離腰椎的距離比體外負

荷的力量向量更近，因此必須對槓鈴產生更大的力量，而這些肌肉所產生的力量、槓鈴的負荷和上半身的重量，都會施加在脊椎上，足以對脊椎造成嚴重傷害。以上這些因素總結起來，會讓脊椎承受約當槓鈴 10 倍的負荷。舉例來說，我們在實驗室的測量發現，舉起 200 公斤的槓鈴時，脊椎受到的壓迫負荷會超過 2,000 公斤！

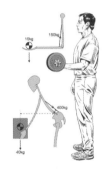

手掌拿著 10 公斤的重量時，力矩是由肘關節的屈肌所支撐，而手掌上負荷和肘關節的槓桿距離比支撐的屈肌的距離多了 15 倍，也就是說，肌肉必須透過收縮產生該重量 15 倍的力量。屈肌的力量會穿越肘關節，並對關節產生 150 公斤的負荷（手掌負荷的 15 倍）。現在我們可以將同樣的槓桿原則應用到背部：手上拿 40 公斤的時候，下背部前方手掌的負重距離，是下背部與支撐的背部肌肉距離的 10 倍。換句話說，背部肌肉必須透過收縮，產生 400 公斤的力量（手掌負荷的 10 倍）。正因如此，脊椎負荷的主要來源都來自背部和軀幹肌群，因為這些肌群必須收縮來對抗槓鈴的負荷。動作品質會大幅影響脊椎受到的負荷，如果負荷超過脊椎的耐受程度或負重能力，傷害就會產生。

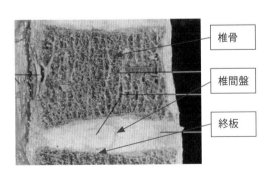

脊椎終板和椎間盤破裂，擠壓到椎體。

過量的負荷壓力會造成椎間盤終板和骨骼的細微損傷。布萊恩的細微損傷已累積相當長的時間，導致該部位嚴重破裂，也造成薦椎頂部的終板斷裂。

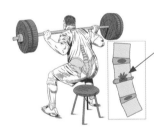

椎骨

椎間盤

終板

每塊椎骨的內部都有許多支撐的結構，可以承受外來負荷，並透過整體結構來傳遞重量。椎骨內的支撐結構必須能透過垂直和水平方向運作，才能避免脊椎滑脫或破裂。換句話說，椎骨內的支撐結構決定了脊椎的負重能力。肌力訓練可以透過漸進式超負荷，讓這些支撐結構越來越厚，但必須花上數年的時間。如果訓練使用太重的重量，會導致運動員的身體負荷能力超越分水嶺。要有耐心、並妥善規劃負荷週期、也要有足夠的休息時間，這樣才能刺激骨骼成長、並帶來運動專項適應。

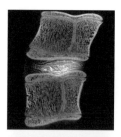

這是正常椎骨的樣子（高解析度電腦斷層掃描影像）。影像中的椎骨沒有受傷，也沒有經過訓練變成更厚更強壯的樣子。為了方便作業，我選擇使用年輕動物標本的脊椎骨，來說明受傷型態。

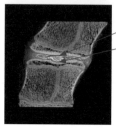

承受過量負荷壓力而造成骨支架斷裂的終板，圖中的箭頭處可與上圖比較。

這是一張高解析度的電腦斷層掃描影像，來源是動物標本大體老師的正常脊椎（上圖）。接著我們模擬大重量硬舉的負荷，讓負荷程度超過身體能力的分水嶺，也就是超過脊椎的負重能力。最開始出現的細微損傷會出現在軟骨終板的下方，此時軟骨不再能夠發揮類似鷹架或船錨的支撐功能。在適當的休息和妥善安排的訓練週期後，終板的軟骨會逐漸生成並結痂，提升脊椎的負重能力，如果沒有足夠的休息或訓練過於急躁，在椎間盤週遭環狀結構的壓力就會導致膠原纖維流失，加速了分層作用（delamination process），導致傷害和疼痛。在這類情況下，通常會伴隨骨骼破裂和椎間盤突出。而布萊恩的脊椎就成功結痂了！

　　以上故事和圖片，可以提供年輕健力運動員當作背景知識。2 種不同的狀況都可能發生：一種是椎骨變強壯的正向結果，另一種則是受傷。身體負荷能力的分水嶺因人而異，而且會受到身體結構、傷害程度、休息產生結痂的時間、基因和運氣等等因素影響。我們在實驗室用骨骼結痂方法（bone callousing）來測試了幾位健力運動員，看看怎樣才能帶來最好的結果。這點我們之後會再討論。

大重量訓練負荷下的脊椎彎曲

　　我在網路論壇看過有人說脊椎彎曲沒問題或「屁股眨眼」沒問題等說法。各位要了解的是，說這些話的人不是生物力學專家。確實很多人受到上帝眷顧，天生就比較不容易受傷，但他們是特例，而非常態。身體與生俱來的耐受度有許多影響因素，包括髖關節結構、腿部和軀幹長度比例、脊椎厚度、脊椎形狀、基因、恢復速度和對訓練漸進的反應等等。有些教練可能可以把自己或少數運動員練得很棒，但這些往往是相當幸運的特例，因為他們的脊椎耐受度就是比較高。但在多數情況下，這些方法無法提升所有人的運動表現和體能。簡單來說，有些

人可以透過大重量負荷下的脊椎彎曲來提升運動能力，但效果通常不會維持太久。他們並沒有壓力和適應的概念，最後很可能會把自己的背部給毀掉。這些可憐蟲最後就會來找我，想知道為何遵循某個提倡屁股眨眼大師的訓練計畫後，會讓他們受傷，而這位所謂的大師通常很會行銷，也瞧不起我們的科學實證結果。簡單來說，這些人的悲劇都是來自無知、急躁和信錯人。

椎間盤並不像髖關節和肩關節等球窩關節，因此不能以同樣的方式來對待。椎間盤外圍是由黏著性的膠原基質將數排膠原連結起來而組成，在身體產生動作時（例如脊椎彎曲等動作），膠原基質會軟化。所謂的軟化其實就是變弱，是力量型運動員不想看到的，但體操運動就很需要這種軟化。大家應該都知道，健力運動對身體的需求，和體操運動相差甚遠，但最重要的意義在於，這兩種運動員的訓練方式會完全不同。

外在壓力出現時，椎間盤中間的膠狀物質會遭受擠壓，但如果椎間盤已因為活動度訓練而伸展或彎曲，膠原纖維就會因為髓核或盤內的液體壓力增加而分層。而經常接受大重量壓迫的椎間盤則不常彎曲（以正確姿勢執行健力動作），因此會變得更強韌且更不易分層，這就是力量型運動員需要的。對大多數運動員而言，活動度高的脊椎和承重能力強的脊椎，是魚與熊掌不可兼得。力量型運動員應避免瑜伽和會讓脊椎伸展的運動，而對多數人來說，蹲舉時的屁股眨眼早晚會造成問題。因此，建議做動作時全程將身體繃緊，讓臀部將力量傳遞至穩定的軀幹。

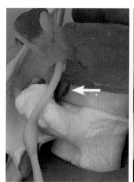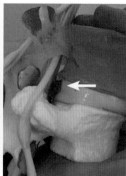

（左圖）該脊椎的後側椎間盤，因過度彎曲和壓迫而造成分層，但如果沒有往前彎曲，則不會有問題。

（右圖）脊椎遭受壓力而彎曲時，髓核內的液體壓力會往後擠壓，造成明顯的椎間盤突出。

不過，力量型運動員可以避免這種狀況。只要做動作時能維持中立脊椎，也就是避免脊椎彎曲或伸展，就能讓椎間盤內髓核的液體壓力保持平衡，而這也是身體最強壯、最能負重的姿勢。彎曲脊椎或圓背則會將髓核內的液體壓力擠向椎間盤的後側，這個狀況維持一段時間後，會讓椎間盤纖維環內的膠原纖維軟化，這時候髓核內的液體就會因為更多的彎曲和負荷而滲透裂痕，導致椎間盤突出。

椎間盤突出

有些醫療人員會對病人說，椎間盤突出是老化的自然現象，但根本不是這樣，而是通常會有一系列的原因導致膠原分層，最後才是椎間盤突出。例如先前曾經提過，以不佳的脊椎姿勢大量執行硬舉，會損害骨骼終板，使得終板上的膠原蛋白不斷遭受擠壓，結果就是加速分層的發生，而脊椎在負荷下持續彎曲，則讓膠原纖維進一步分層。最後髓核內的物質就會往外突出，造成許多人熟悉的刺痛，因為這時候體內的發炎反應會直接刺激神經，並直接壓迫神經根。總而言之，椎間盤突出的根本原因就是不良的訓練方式。如果要避免這一連串的問題，就是要在日常生活和訓練中盡可能減少脊椎動作和彎曲，讓整個系統變得更加強壯。

布萊恩回想先前 2 位醫師的診斷

醫師一：「我覺得布萊恩的背部問題沒救了，狀況實在過於複雜，他必須停止訓練。無論如何，他日後一定要進行脊椎融合手術，否則都無法真正改善他的狀況。只有脊椎融合手術會有用，所以我預計幾年後再來看看他的狀況。」

醫師二：「我可以幫他執行脊椎融合手術，但前提是他要答應我停止訓練，並用行動來證明。就算做了手術，如果他還是持續訓練，以後會產生更多問題。無論如何，只要打算接受手術治療，就必須停止訓練。」

我所得到的建議，都是要我停止訓練。到底是怎樣？「停止訓練」到底是哪門子的背部長期解決辦法？要我停止訓練，根本就是要了我的命。當時我很清楚，我的問題遠遠不止訓練時使用的重量而已，這點我們之後會討論。他們根本沒有提到重點，也就是我疼痛和傷害的原因很大一部分是長時間的不良姿勢和動作，使身體無法進行自癒。以麥吉爾教授的話來講，我需要學習以無痛的方式來訓練。

復健前

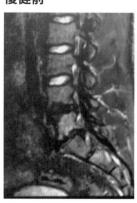 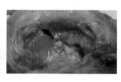

布萊恩的受傷狀況

左圖：核磁共振影像顯示脊椎終板和薦椎大規模破裂，裂痕從前面延伸到後面。第 5 節腰椎因為上下方椎間盤損傷而破裂，第 4 節腰椎也有類似的狀況。右圖：我們在大體老師的脊椎上，使用外在負荷來創造與布萊恩相同的傷害。圖中顯示的是脊椎終板的大規模破裂，而下方的脊椎骨也有大規模骨折的狀況。

復健後

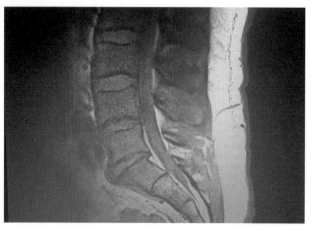

布萊恩復原成功的狀況

薦椎的斷裂處已由堅固的骨骼填充，第 5 節腰椎也透過紮實的終板重塑，這時候椎間盤突出的狀況已經相當地輕微。

第 6 章

協調的過程
THE NEGOTIATION

麥吉爾教授方面

偉大的運動員都不是尋常人！有些運動員的天分和直覺相當驚人，只要經過適當的訓練，在競賽時就會猶如猛虎出閘。有些運動員則是具備得天獨厚的身形，根本就是為某項運動而生。多數「偉大」的運動員都具備以上 2 個條件。而不論天生條件如何，意志力都是成功路上的最大關鍵。內心的強壯可以確保他們以最佳的狀況出賽，並宰制對手或是槓鈴。例如大力士比爾·卡茲麥爾，他在參加大力士和健力比賽時，就是知道自己有辦法移動眼前的重量，而奧林匹克舉重選手瓦希里·艾列克斯耶夫（Vasily Alexeyev）更宣稱自己是最屬害的舉重運動員，同時也是最屬害的廚師、歌手和情人！他的字典裡沒有失敗兩個字。只要一上場，他就會全神貫注做完動作。

每次和偉大的運動員對談時，我都會遵循我父親 50 年前給我的建議：「跟任何人相處，都要設身處地為對方著想。」這個建議對我來說相當有用，讓我在與他人對談時都相當順利，而且也讓我真正在乎每一位患者的狀況。只要有人因為疼痛而求助於我，我都會非常用心。有時候看到同事把病患當作商品一樣對待，只願意在對方身上花幾分鐘的時間，就緊接著做下一份生意，總讓我相當難過。在我的辦公室，我都會全心全力為患者付出，找出最適合、效果也最好的恢復方法。我每次都全力以赴，同時也有一說一。我不會把患者當成 5 歲小孩，也不會過度簡化我對病況的描述或預測，我就是這麼實際。有些人會很快接受我的提議，但也有人一開始會遲疑，無法馬上同意或接受我的方法。

幫布萊恩檢測的時候，我內心已經有了復健的方向。接下來的功課，就是思考如何在下次對談時把資訊傳遞給他。我必須以布萊恩的健康為第一優先，但我也明白身為運動員就是必須妥協。我面對的是一位偉大運動員，他已經練就有辦法無視身體各部位的警告，舉起相當大的重量。要到達布萊恩的水準，就必須

無視讓我們祖先活下來的身體自我保護本能。這是一顆意志力極其堅強的心，強到有辦法哄騙身體硬舉超過半公噸的心，我要如何傳遞我「為他好」的訊息呢？讓布萊恩成功的優秀特質，這時候反倒成為給予建議時的顧忌。也許我必須跟他好好談談。

開始對談時，我假設布萊恩是我的小孩。我建議他聽從先前幾位骨科醫師和神經外科醫師的建議，並重新思考對健力的堅持。他接受過的建議相當一致，就是從此不再能夠訓練，甚至一輩子也無法擺脫疼痛。我並不覺得疼痛無法解決，但我建議他好好思考重返大重量訓練的代價，畢竟可能會影響他的日常生活。生活中滿足感和快樂的來源很多，而且風險和報酬本來就是一體兩面，如果要得到很大的報酬，就必須冒很大的風險。但布萊恩毫不猶豫跟我說：「我要繼續打破紀錄。」我只好先跟他說：「我們先看看能不能解決你的疼痛。我要你先重新體會無痛和自由使用身體的價值。」布萊恩還是不為所動，於是我重新評估了他脊椎傷害的嚴重性。

也許我們身上共同的愛爾蘭人特質都展露無遺，只是一位堅持往前衝，另一位則堅持踩煞車，誰也不讓誰。對所有背部疼痛的患者來說，擺脫疼痛都要經過 2 個步驟：首先是移除疼痛的原因，讓疼痛感逐漸消退，接下來則是改變動作型態，來提升身體能力和運動表現。我認為布萊恩的當務之急是減少疼痛，最終成功說服他如果成功控制了疼痛，就再邀請他和莉亞來加拿大一趟，重新評估接下來到底是要過著無痛且低風險的人生，還是要冒險再度嘗試訓練和競賽。

後來，布萊恩跟我說他已經可以無痛過日常生活，我們就約了下一次的對談。當時我們都同意，布萊恩的傷害雖然相當嚴重，但目前為止恢復進行得相當順利。我曾與不少菁英健力選手合作過，知道如何修復脊椎，也曾指導有類似狀況的一般人透過適當增加身體負荷能力，過上無痛的日常生活。但我從來沒有試

過處理這麼嚴重的傷害，而且還要讓他的身體回到世界級的負重水準。布萊恩的脊椎已經超越人類極限，可不是在一般健身房會看到的水準。我很清楚一路上會遇到的風險，並將我的顧慮告知布萊恩和莉亞。正如之前的醫師所說，如果脊椎骨再受到更多壓迫，很可能會導致永久性傷殘。布萊恩還是不肯讓步，顯然他早已下定決心，而莉亞則一如往常支持布萊恩的所有決定。我跟布萊恩說，如果他想回歸訓練，就必須自己承擔風險，而我給他的建議也偏向保守，並不敢作出任何承諾。我想各位讀者都能猜到布萊恩最後的決定。

自此之後，我開始為布萊恩‧卡羅爾祈禱，希望他的運動表現越來越好，也不要受傷。簡單來說，就是希望他不要搞砸。

卡羅爾方面

我願意認真遵守麥吉爾教授的指示，但我也表明自己絕對不會放棄訓練。我完全無法想像沒有訓練的日子，我一定會迷失自我。聽著麥吉爾教授以父親的角色給予建議，並同時認真思考的同時，我答應自己會小心明智地控制回歸訓練和比賽的風險。當時我又產生了一個新的計畫，我不僅要脫離傷害，並回到先前的競賽水準，更要減 1 個量級，同時比之前更強壯。

最後，麥吉爾教授還是給了我一些指示，以免我又回到當時第 1 次去找他的悲慘狀況。我也對自己發誓，如果有以下任一情況，我就會停下我的回歸計畫：

1. 背部疼痛復發。
2. 我的運動表現退步，且（或）我不再是世界頂尖選手。
3. 我需要止痛才能過日常生活。

復原後練出終極力量和
不再受傷的守則
YOUR GUIDE:
THE PATH FROM DISABLED BACK
TO ULTIMATE STRENGTH AND
INJURY RESILIENCE

第二部的重點將從布萊恩轉移到各位讀者身上,我們會提供科學架構和實用工具,協助你安排訓練計畫。

我們會先討論如何讓力量型運動員擺脫疼痛,這樣才能打好基礎並支撐刻苦的訓練。接下來,會提供檢測指引,讓你找出疼痛來源,並了解回歸訓練有哪些先決條件。最後,會討論如何解讀檢測結果,並將結果運用於自己的訓練計畫。我們也會告訴你如何檢測身體能力需求,也就是整合並辨識訓練目標,接著討論如何評估專項運動需求和你當下的身體能力,藉此打造專屬的訓練計畫。第二部的最後,我們也將介紹幾個訓練動作,幫助你減少並消除特定的疼痛開關。協助布萊恩回歸的訓練計畫,將在第三部討論,屆時我們也會列出他在重新找回力量和表現的過程中,做了哪些訓練動作。

第 7 章

進步的決心和努力
COMMITMENT AND RESOLVE TO GET BETTER

麥吉爾教授方面

基本上，一名運動員的重建過程，會經過 2 個階段：

第 1 階段是透過去敏感化和治療手段來穩定傷勢，並減緩疼痛。

第 2 階段則是提升肌力和運動能力，但必須確認第 1 階段確實執行。

如果不按照順序，就可能無法達成目標。布萊恩之所以會成功，其一原因是他的專業知識和自制力足夠，而他也真的很有耐心，等到疼痛從日常生活中消失之後，才開始重拾肌力訓練。

首先，要避免刺激疼痛開關，就要重新學習動作型態，之後才可以加入策略性的訓練動作，來達到每個訓練週期的目標，並避免退步。

冠軍的自律

卡羅爾方面

我可以作證，要改變選手對訓練的態度，說起來很容易，但做起來很困難。不過，如果想要在恢復期間獲得實質進展，就必須改變，我就是一個活生生的例子。這也是我所知道許多運動員經常會遇到的挑戰。我常常借用從麥吉爾教授那邊學到的智慧，勸這些運動員不要再做他們平時用的那些訓練方法，應該把一些減緩疼痛的簡單動作認真做好。但他們總說：「我不能停下來，不然我會瘋掉／停滯／惡化......」而最常聽到的是：「我不可能歸零重新開始，因為......」和「我做輕一點就可以搞定疼痛問題了」諸如此類。

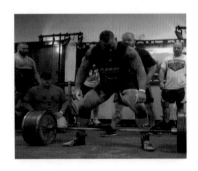

我敢說，很多人的背部問題無法解決，一部分固然是因為知識不足，更重要且更令人難過的是，因為他們太過固執、不願意放棄既定的訓練，以至於無法讓自己好好復原。換句話說，他們的自尊心太強，強到難以放下重量。這讓我很傷心。

要解決問題，心態上就要徹底鎖死，而且一心一意讓背部好好穩住並修復。舉例來說，我在 2013 年第 1 次與麥吉爾教授會面之後的幾個月，曾經參加一場 EliteFTS 舉辦的運動員和教練高峰會，而我當時的經歷足以說明我當時所面臨的考驗。先跟大家說，我完全不在乎其他健力選手怎麼想，也不在乎粉絲、朋友或同事對我這個新計畫的看法。我記得戴夫・泰特（Dave Tate）當時對大夥開了一個玩笑（開玩笑的不只有他），說其他人都在做蹲舉和硬舉等大重量訓練時，只有我用麥吉爾教授的核心大三「在地上像隻海豹般做著皮拉提斯」。不過，泰特接下來講的話深深烙印在我心中：「玩笑歸玩笑，我相信跟著用布萊恩的復健方法的人，最後都會成功。這個方法相當有意思，很適合身上有傷的人使用。」當時我還在復健工作的初期階段，泰特的話讓我更有信心。我當時很嚴格地執行復健階段所要求的行程，同時又要在高峰會上教學和分享（這是一個很大型的訓練現場，讓大家在週末與許多偉大選手互相交流）。不管當時是誰在試拉或教學，我始終堅持執行我和麥吉爾教授的約定，完全忽視周遭的意見看法，也放下我的自尊心。這時候我已經發現到身體有進步了，所以完全不想冒任何風險，只為了讓身邊的人覺得我很厲害。

可惜的是，很多人做不到這點，容易受到身邊雜音的干擾，影響了恢復的進度。他們會覺得別人都在做大重量，自己卻在做核心訓練動作、徒手深蹲、用 12 公斤的壺鈴做酒杯式深蹲，實在很丟臉。但我不會這樣想，這種時候我都能在內心跟自己對話，確保自己做對的事情。我的格言是：

「我會回來，而且會比之前更強。到時候我會一如往常地走上臺，面帶微笑，狠狠打臉那些質疑過我的人。」

這段話總讓我在治療背部這段時間更放心，並使我確信這個謹慎的計畫會打造出更強壯的我。

第 8 章

傷後恢復的一般準則

A GENERAL APPROACH TO GUIDE YOUR RECOVERY PLAN

第 1 階段：去除影響身體功能的疼痛

麥吉爾教授方面

我們曾經提過，恢復初期的唯一目標，是明確找出你的疼痛開關，並有效去除疼痛。

背部疼痛以及擴散到四肢的不適程度，會隨著我們的行為而改變。如果不管疼痛持續訓練，會讓我們對疼痛更加敏感，也會增加身體組織的傷害。傷後恢復第 1 階段的關鍵，是要避免任何會導致疼痛的動作或姿勢，這樣才能讓組織修復，並降低神經對疼痛的敏感。在這個階段讓疼痛持續發生，就像是在傷口上撒鹽，或持續用榔頭敲擊身體，同時還妄想這種做法會有止痛效果。拜託不要再這麼做，把榔頭拿開！這聽起來就是很簡單的常識，畢竟沒人想要疼痛。在你以為大家都會盡力避免的時候，很多人都沒有發現，自己做的某些動作都會加深身體的不適感，也在干擾身體的恢復。越快找到疼痛原因，並關掉疼痛開關，就能越快真正去除疼痛。假以時日，神經會持續修復，並適應新的動作模式，這時候就算疼痛復發，你也會覺得比過去輕微很多。

首先，我們會做檢測，包括痛感刺激檢測，以精確找出疼痛開關。在我的診間，我會用各種姿勢、動作和負荷來測試我的患者，來找出脊椎發炎的確切原因。大多數的門診都沒有經過這種訓練，不會使用我的檢測方法，而且一般看診時間都只有 10 分鐘左右，根本沒有辦法用這種方法徹底檢測。力量型運動員所受的傷害多半都是屈曲不耐型（flexion-intolerant）疼痛，因此這種疼痛開關會是本書的重點。如果讀者有興趣了解其他種類的疼痛，或者你的疼痛種類和本書描述的不一樣，可以參考《麥吉爾腰背修復手冊》。若想了解更詳細的檢測過程，可以參考《下背疾病》。

改良動作

　　如同許多健力和力量型運動員，布萊恩的檢測結果顯示，他平常做彎腰等日常動作時，會再度壓迫椎骨和椎間盤，這就是剛剛所提過「在傷口上撒鹽」。我們的實驗結果發現，脊椎在直立並正確排列的情況下，會有最強的負重能力。所謂正確排列，指的是維持腰椎和胸椎的自然曲線，也就是我們常說的中立脊椎。布萊恩前彎或側彎的時候，背部都會拱起來，這時候疼痛就會復發，而他的疼痛觸發的時機，包括坐椅子、從椅子上起身、綁鞋帶和任何需要彎腰的時候。也就是說，布萊恩的日常生活充滿了各種會在傷口上撒鹽的動作。布萊恩學會「髖絞鏈」這個比彎曲脊椎更好的動作型態之後，疼痛就有立即的改善。

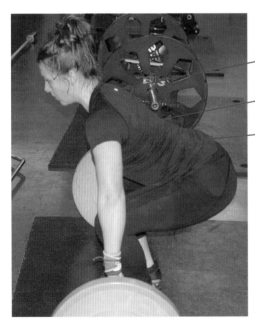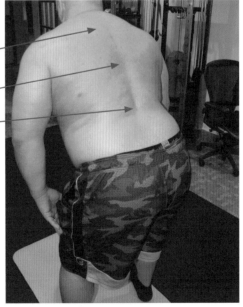

脊椎有 3 個自然曲線，這三個曲線都顯現出來，就是人體最有力量的姿勢。上方箭頭：頸椎（前凸）。中間箭頭：胸椎（脊椎後凸）。下方箭頭：腰椎（前凸）。

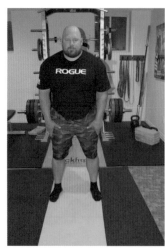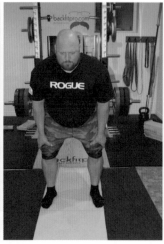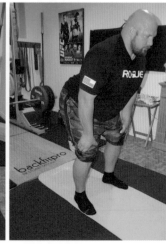

髖絞鏈動作：（左圖）維持站姿，將體內的空氣吸到 70% 左右。（中圖）雙手沿著大腿往下延伸抓住膝蓋，維持背部的中立曲線，並讓膝蓋位於腳掌球（蹠骨頭）的正上方。（右圖）雙手用力推大腿，將背部打直，並透過反聳肩動作來啟動胸大肌和闊背肌。接著準備回到站姿，保持背部剛性打直，並只想著透過臀部來驅動身體，或將臀部往前拉。使用這種屈髖技巧就不會產生疼痛。學會以後，在沖馬桶和刷牙等日常生活動作中，都要使用髖絞鏈。越來越熟練，就可以用這個動作模式來重建硬舉的結構。

要避免的動作

　　請避免任何伸展軀幹的動作，因為具有剛性的脊椎才會有負重能力。將膝蓋往胸口抱，是一個過時且錯誤的動作，對緩解背痛並沒有幫助，是首先要避免的動作！

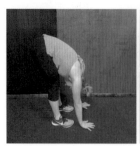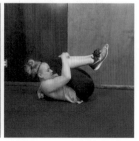

愚蠢的伸展。避免這些動作能有效降低身體對疼痛的敏感。髖關節的活動度或大腿後側肌群的柔軟度並非越多越好，我們需要的是「剛剛好」的活動度，以及足夠的剛性。彎腰用手碰腳趾、手掌貼地板和膝蓋抱胸等等，都是愚蠢的伸展動作。

繃緊背部來提升負重能力

　　布萊恩的復健計畫使用了「麥吉爾的核心大三」，並使用俄式的遞減金字塔組數次數模型（4 下、休息、3 下、休息、2 下、結束）。所謂核心大三指的是改良版捲腹、側棒式（側橋式）和鳥狗式。這 3 個動作是精挑細選的核心穩定動作，都具有很棒的效果、而且又能互補，共同打造無痛、健康又耐用的脊椎。這些動作不僅可以讓我們學會健康動作型態並長期提升身體韌性，也有些許立即的好處。我們最近的研究指出，核心大三可以支撐脊椎的複雜肌肉網絡達到收緊的效果，只要經過一定時間的練習後，就能減少會引發疼痛的小幅度關節活動，而這種保護效果通常會持續 1-2 個小時。在恢復的初期階段，建議早上和下午各練習 1 次核心大三，盡量增加身體受到「脊椎正位保護」的時間。

間歇行走計畫

　　布萊恩的復健計畫中也包括短間歇的步行。他要以肩關節的手臂擺盪，快速走 15 分鐘，每天走 3 次。布萊恩都在三餐飯前執行。在額狀切面（frontal plane，將人體分成前面、後面兩半的切面）肌肉的初期訓練中，走路是最棒的動作。這個簡單的動作會啟動平衡和收緊背部所需的核心肌群，並為身體背部肌肉減壓。用輕快的節奏走路會啟動腰方肌和腹斜肌，這些都是支撐身體的重要肌群。身體疼痛的人，走路時通常會伴隨肩膀的不自然張力，尤其是體型巨大的力量型運動員。走路時若要降低脊椎負荷，肩膀就必須放鬆，因此我們鼓勵走路時要放鬆肩膀，並輕快甩動手臂。這個動作也會恢復背部互相交錯肌肉中的彈性位能，進一步減少脊椎負荷。

　　布萊恩真的很厲害，在執行第 1 階段恢復計畫時，不但相當自律，還成功去除疼痛。他做到其他資深職業運動員未必做得到的事，畢竟有些運動員的自尊心太強。布萊恩控制疼痛的速度比我想像中還快，而我也依照約定，邀請他和莉亞前來加拿大，一起討論未來的訓練計畫。我的太太凱絲琳也是位世界級菁英運

動員，她也加入我和布萊恩在「啤酒城」（Beertown）餐廳的晚餐聚會，這是當地很棒的餐廳，我常邀請來訪的運動員到此用餐。當天我們聊得很愉快，莉亞和凱絲琳都是很棒的人。我記得當時跟布萊恩說，我們的妻子都比我們厲害得多，我們都是幸運的丈夫。各位讀者應該也猜得到，布萊恩想要回到當初的狀態。

自尊

我想再次強調，自尊常常會干擾疼痛的去敏感化。自尊對成功而言很重要，例如假設要戰勝大重量，我們就必須認為自己比眼前的負荷更強大，而在賽場上面對自己景仰的對手時，也需要自尊的加持。我在許多綜合格鬥選手身上看到這樣的自尊，而有些選手之所以會輸，是因為他們的自尊不夠，並打從心底認為自己贏不了偶像。不過，這種在賽場上如此重要的自尊，卻無助於運動員重新歸零，或採取保守策略（放棄）。而歸零或放棄，對於修復身體、克服疼痛、避免手術和準備後續的重建力量而言，是相當重要的一環。

在原本傷害那麼嚴重的情況來看，布萊恩的恢復速度很快，實在令人驚喜。

布萊恩薦椎頂部的椎骨終板破裂，需要修補。菁英或資深健力運動員的脊椎，在經過訓練的破壞之後，會結痂而慢慢變強。複習一下：骨折的地方會在復原的過程結痂，痊癒之後會讓骨骼變得更強健。不過，椎骨終板的結痂狀況，醫界目前還沒有太多了解。力量型運動員接受影像檢查之後，通常得到的結果是椎骨終板處有硬化狀況，但畢竟解讀影像的放射師不會見到本人，也很難完全搞清楚狀況。目前只知道，訓練會讓骨骼變厚變硬，也就是大重量訓練會造成可修

復的細微損傷，讓骨骼在恢復後變得更強健。不過，我的骨骼結痂法都還處在實驗階段，所以一切還很難論定。我曾經跟幾位運動員分享過終板骨折後的結痂理論，並發現有些運動員在執行我們給予的特殊訓練計畫後，確實達到不錯的成果。雖然有些事情無法解釋，但可以肯定的是，我們讓這些運動員重返顛峰。

骨骼結痂

我們一開始的作法，是先用較小的負荷來對骨折處施壓，之後休息 4-5 天。我們認為骨骼屬於壓電晶體（piezoelectric crystal），也就是在接觸負荷後會產生電擊，吸引鈣、鎂等帶有離子的礦物質來協助骨骼重建。經過幾天的休息後，這些礦物質就會進入骨折的部位，並搭建出更強健的骨架。過程中最重要的是負荷的劑量和休息的時間，而如果將這個循環持續執行數月，終板的破裂處（椎骨的頂部和底部）應該就會形成更強的結痂。

在布萊恩身上實作時，我們再度受到上天眷顧。

布萊恩的骨骼結痂和休息只持續了幾週，雖然時間可能不夠，但過程經過精心策畫，而布萊恩的訓練也進入到了穩定性 – 活動度和肌力 – 肌耐力並重的階段。布萊恩持續以我們多年來透過科學方法研發的手段提升運動能力，並搭配世界上許多成功訓練計畫的智慧，包括梅爾·希夫、尤里·佛科軒斯基（Yuri Verkhoshansky）、帕維爾·塔索林等俄羅斯大師的訓練法，耶日·格雷戈雷克等菁英運動員的波蘭舉重技巧，比爾·卡茲麥爾的大力士訓練技巧和許多國際級武術大師的訓練技術等等。他們都是我們的好朋友、好老師、好學生。

第 2 階段：擬定訓練計畫的一般準則

如果要從布萊恩的故事獲得學到最多、並開始設計自己的恢復計畫，就要先了解一些神經、力學和心理學的概念，因為這些都會影響復健計畫的設計。有了這些知識以後，就能少走許多冤枉路。

神經

讓我們先從大腦開始。大腦對肌力的影響最大，因為肌力或所謂的肌肉徵召，都源自於一個意念或神經觸發，並在大腦產生一連串的神經脈衝，再傳遞至肌肉。意念越密集，傳到肌肉的神經驅動或徵召就越密集。

這個概念的理論比實務更容易理解。強者就會懂得透過訓練來強化大腦和神經，弱者則只會訓練肌肉。

人類大腦中的灰質（代表演化較進步的組織）比其他靈長類更多。和所有身體系統一樣，灰質的演化也是為了提升人類的生存機率。灰質的功用就像是保險絲，會調控並限制肌肉的徵召，也會提升精細動作的控制能力。真正的肌力訓練會誘使大腦超越徵召的自然限制，讓運動員擺脫控制的束縛，舉起原本看起來不可能舉起的重量。人體的自然傾向就是偏好選擇耐力而非肌力，力量型運動員的任務就是打破這個傾向，並嘗試同時釋放出大量的神經驅動和肌肉徵召。到了這個「警戒區域」時，就可以發揮出驚人的肌力。許多案例指出，人類遇到生存危機時，就會釋放這個保險絲，產生遠超乎想像的力量，例如小孩如果卡在車底下，情急的母親為了拯救孩子，能夠把車頭抬起來，但必須付出肌肉撕裂和脊椎破裂的代價。在這種緊要關頭，大腦會為了釋放最大力量而放棄自我保護。力量型運動員要學習的，就是在不破壞身體的前提下，釋放出這種無窮的力量。

肌力和耐力是兩種不同的運動能力，控制的機制也不同。大腦會決定徵召的運動單元、活化速率和以何種肌肉型態為主。如果要在沒有生命危險的情境下讓神經和肌肉高度徵召，大腦就必須釋放保險絲，強迫自己經歷類似母親急著搶救小孩的這種刺激，此時運動員體內就會產生戰逃反應。將這種「亢奮」的情緒帶入訓練固然很重要，但運動員也必須在訓練初期選擇低風險的訓練動作。接下來我們將解釋如何訓練這種神經肌力。

肌肉徵召的限制

人體內多數的肌肉都橫跨數個關節。這種結構會讓動作更有效率，卻也會降低肌肉能使出的最大力量。以腹外斜肌為例，右側的腹外斜肌負責右側扭轉、側彎，以及一定程度的軀幹彎曲，所以如果某個動作只需要彎曲的力矩，來自腹外斜肌的額外側彎和扭轉的力量就會造成影響。有時候這些不必要的動作會由其他肌肉抵消，但如果現在唯一的動作目標是創造彎曲的力矩，腹外斜肌的徵召就會因此受限。我們可以將肌肉和關節的連結，想像成挖土機之類的重機具。挖土機長長的「手臂」就有一個明顯的連結處，液壓缸（肌肉）只會跨過這個關節，此時就可以產生最大力量。如果液壓缸跨越 2 個關節，就會需要額外的液壓缸來控制多出來的關節動作，此時大腦就會跳出來限制力量輸出。所以對人類來說，肌肉橫跨多個關節，是輸出力量時會遇到的挑戰。人體精密的關節相當美妙，讓我們可以在各個平面做出各種複雜的動作。不過，肌肉跨越的關節越多，就越難將力量集中在某個特定動作，而我們在訓練時就必須想辦法克服這個限制。

從以上的觀念，我們可以得知，如果要訓練出最大的力量，就必須透過全身性訓練，並加入複合式動作，而非訓練單一肌群。維持關節穩定性，可以讓其他關節周遭的肌肉釋放出更多的力量，因此帶來更佳的訓練效果。透過這種方式訓練出來的力量，有人稱之為「農村男孩之力」（Farmboy Strength）或「功能性肌力」（Functional Strength）。

也就是說，關節穩定性會影響大腦徵召肌肉的能力。請看以下的解釋。

核心穩定性和不穩定性

影響核心穩定或核心剛性的因素有很多。從運動表現的角度來看，維持「核心剛性」非常重要，特別是對於扛起大重量負荷、高速跑步和快速變換方向等等。換句話說，核心剛性會決定手腳動作的速度。有些人認為自己有在做硬舉和蹲舉，因此不需要特別訓練核心，但我在檢測這種人的肌力水準時，常常發現他們無法將肌力遷移至運動表現。指出這個弱點後，他們就了解訓練核心的必要。

核心剛性如何影響上下肢的肌力呢？讓我們以胸大肌來說明。胸大肌僅跨越肩關節，肌肉的近端附著於肋骨，遠端則附著於肱骨。肌肉收縮時長度會縮短，而胸大肌收短時，會讓肌肉遠端的手臂靠向肩關節，同時讓肌肉近端的肋骨靠向手臂。因此，如果將胸大肌獨立出來執行動作，就無法產生快速又有力量的動作，例如出拳。但是如果將胸大肌的近端繃緊，也就是將核心和肋骨繃緊，讓這些部位無法移動，就可以有效利用關節肌肉的連動，發揮出最大的力量。在這個情境下，胸大肌收縮所產生的力量，全部都會在遠端表現出來，讓手臂產生又快又有力的動作。

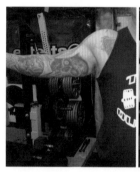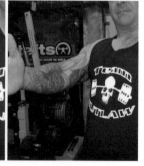

胸大肌屬於單關節肌肉，其遠端可使手臂內彎，其近端讓肋骨朝向肩關節。如果能維持近端核心剛性，就能將肌肉動作完全應用於動作目標，也就是移動手臂。換句話說，核心剛性是有效動作的關鍵。

這種「鎖定和負荷」的原理，也可以運用在下肢，例如強壯且啟動的核心肌群，可以將位於骨盆髖關節的近端肌肉繃緊，讓腿部產生速度和力量兼具的動作。如果核心沒有繃緊，軀幹在衝刺時就會彎曲，導致所謂的「能量洩漏」（energy leaks），使速度流失，此時原本用來驅動雙腿並加速的力量，就會有一部分用來使軀幹彎曲。這個範例完美說明了人類動作的普遍原則：「近端肌肉的剛性，會提升遠端肌肉的活動度和運動表現。」

有一位體重 340 磅（154 公斤）的美國國家美式足球聯盟（NFL）線鋒，透過硬舉、蹲舉和奧林匹克舉重動作等方式來訓練肌力。教練認為他訓練有素，但他一直以來有背部疼痛的問題，會限制運動表現。我們檢測他的切入速度時，發現他有一個弱點，就是在往前跨出 5 步並踩穩左腳往右切的時候，動作效率不佳。這代表什麼呢？簡單來說，我們發現這名運動員有肌力不平衡的狀態，讓整體運動表現受到限制。腳往前跨步的時候骨盆會往下掉，脊椎也會側彎，此時他會感受到一陣疼痛。這也難怪，畢竟他所有的肌力訓練動作都是雙腳踩地的對稱動作，從來沒有以三種面向來訓練核心。許多健力選手在大重量蹲舉起槓並往後走時，也會經歷類似的疼痛，因為他們無法在額狀切面創造足夠的核心剛性和軀幹側邊的力量。因此在走路或跑步往前跨步時，該側的骨盆會往下掉，導致下背部承受較大的壓力。

使用負重行走訓練，就能有效改善這個狀況。負重行走對於腰方肌和腹外斜肌有相當良好的訓練效果。如果訓練得當且正確啟動，它們可以在雙腳移動的時候，預防骨盆歪斜和脊椎彎曲。肌肉未繃緊所造成的骨盆歪斜，正是許多人背部壓力過大而造成疼痛的主因，而如果能避免壓力集中在脊椎上，就可以提升運動表現並去除疼痛。良好的訓練方式，可以透過身體各部位的連結，讓彼此互相輔助和激發。也就是說，四肢動作需要近端剛性和穩定。核心顯然就是力量和速度的基礎。

穩固核心（Bracing）

要找到穩固核心的最好辦法，必須透過實驗。我們先用手指從側邊腹斜肌往肚臍的方向戳，再往腹直肌的方向戳，接著我們請受試者用腹部的力量把手指往外邊推開。使用的力道取決於任務需求，如果只是要控制軀幹移動，使用較小的力量就足夠，如果是要避免脊椎在大重量負荷下產生微小動作，核心就必須相當用力。

我們也可以用上肢軀幹肌肉，來創造軀幹壓力以穩固核心。此時胸大肌和闊背肌會啟動，將肩帶（shoulder girdle，包括鎖骨和肩胛骨）壓向軀幹。有時候，腹部肌肉和上肢軀幹肌肉同時穩固繃緊，是提升運動表現和減緩疼痛的最佳策略。

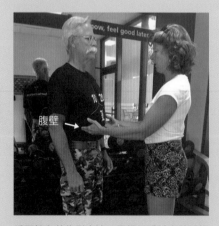

穩固核心的指引方法，是提示受試者將手指往側面推開。

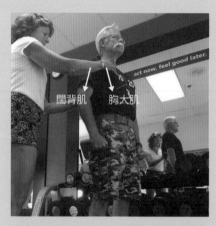

穩固軀幹的指引方法，是讓胸大肌和闊背肌把肩帶朝軀幹的方向下壓。而這麼做有助於提升運動表現，並降低受傷風險。

核心剛性的另一個關鍵機制，是在脊椎周遭形成肌肉繩索系統（muscular guy wire system）。我們可以將脊椎想像成一堆骨頭塊，如果沒有緊繃的肌肉支撐，整堆骨頭就會崩塌。要繃緊肌肉，就要刻意穩固核心，創造軀幹「擠壓」（compression）的力量。要用多少力量來繃緊肌肉，取決於穩定性的需求。如果負荷很輕，只要稍微繃緊就能控制動作，並確保脊椎得到足夠的支撐。如果負荷較重，就要創造較高的剛性，此時肺部的氣體會達到最大容量的 70%，在肌肉擠壓時保持憋氣。進一步徵召肌肉，則可以創造更多的剛性（稍後會有更多說明）。

剛性和穩定性促進動作效率的另一個面向，是透過限制關節的細微動作。細微動作會帶來些許負面影響，例如椎骨間的細微動作會造成疼痛，並抑制肌肉力量輸出。而繃緊的核心會增加脊椎周遭肌肉的剛性，來去除這些細微動作。另外，未經控制的關節動作也可能增加組織壓力，可能進一步造成受傷。當然，只要透過繃緊核心來增加剛性，就能避免這些狀況。

核心訓練和核心剛性的運用，是預防傷害和提升運動表現的關鍵，沒有其他任何因素會對運動表現有如此立即的影響。許多運動員自認相當了解核心和「腹肌」訓練，但其實傳統的捲腹或「仰臥起坐」其實會對力量型運動員帶來不小的傷害。我們將在後續的內容，討論正確且健康的核心訓練方法。

正念訓練（mindful training）

多年來，我不斷與全世界頂尖力量型運動員互相交流，也在實驗室測試並量化他們的訓練方式。這些肌力大師都談到他們運動時的心理層面，並特別強調正念訓練：讓大腦專注於當下動作和肌肉，來強化「神經驅動」的能力。「神經驅動」就是讓肌肉產生收縮的神經脈衝。如果要發揮出最大的力量，就必須創造最大的神經驅動。神經驅動的影響因素包括：正念思考的能力、神經元攜帶脈衝的能力、神經路徑中抑制型神經元的能力，以及肌肉針對刺激產生反應的效率。

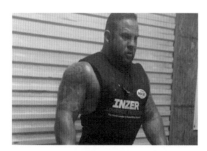

不管是 100 磅還是 1,000 磅，都要使用同樣的心態。

瓦希里·艾列克斯耶夫（Vasili Alexeyev）強調他訓練的目標是心理和神經，與健美運動員訓練個別肌群的方法不同。比爾·卡茲麥爾也會透過心理訓練，來連結並控制背部肌肉中的各個神經肌肉區間。卡羅爾則會用完全相同的心態來面對各種負荷，不管是 100 磅還是 1,000 磅都一樣（但他以前並沒有做到這點）。正念專注真的非常重要。運動員在我的實驗室裡執行動作時，我從來不允許他們聽音樂或吃口香糖，因為我認為這些習慣會使人分心，並干擾提升神經驅動強度所需的技術發展。至少，我會在運動員學習新技術的初期，堅持不准聽音樂或吃口香糖。我也會評估運動員的專注持續時間，並據此將整段訓練安排為數個短區塊，好讓他們全程都能維持正念專注。常常有人問我休息的問題，我認為對力量型運動員而言，不同訓練動作之間必須要有短暫的休息時間，才能讓正念專注持續下去。以下提供幾個正念訓練的技巧：

拿出比賽該有的表情：耶日·格雷戈雷克 3 度在舉重比賽中打破紀錄，他曾經講過一個故事。當時他正在參加一場比賽，只要下一把挺舉成功，就可以打破世界紀錄。順利完成上膊後，他以為自己即將破紀錄，內心已經開始「微笑」，而他的心態也開始受到影響。短暫的自滿降低了神經徵召能力，讓他最後的上挺失敗。如果要發揮出高強度的神經驅動，就必須拿出比賽該有的嚴肅表情，並全心全意專注於目標。換句話說，快樂會破壞神經驅動，你不能在微笑的同時還期待自己發揮出最大力量。

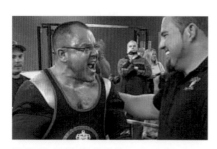

菁英健力選手克林特·史密斯（Clint Smith）在順利完成 800 磅（363 公斤）的臥推後，還是維持上場的嚴肅和亢奮。如果真的要微笑，就等到比賽結束，或教練來恭喜你的時候再笑就好。

戰逃反應：在賽場上要試圖創造高風險的情境，讓身體進入原始的本能反應，這樣才能達到最理想的神經驅動，並讓正念、荷爾蒙和血壓來到正確的狀態。我們不可能在有戰逃反應的情況下還感受到喜悅，而在比賽的關鍵時刻，戰逃反應是能否贏得比賽或打破紀錄的關鍵。

打開開關：偉大的力量型運動員多半很冷靜、行為也相當受控，但也都有能力在必要時「打開開關」，進入「力量暴怒」模式。此時請不要再激怒他們，否則會一發不可收拾。這種能力因人而異，但可以透過長時間反覆訓練來練習。

用速度達到 100% 的神經驅動

有些訓練者會說，如果要達到最佳的背部強化效果，就應該做硬舉。我們曾經測量許多運動員做單一反覆硬舉時的能力和技巧，包括奧運游泳選手、划船選手、田徑選手、冰上曲棍球選手、滑雪選手、美式足球員、健力選手等等。最後發現，執行最大重量硬舉時，背部肌肉通常會產生最大神經驅動的 65-70%，即使是有能力在執行其他動作時讓背部神經驅動達到 100% 的運動員也一樣。換句話說，硬舉並不會百分之百徵召和挑戰背部肌肉。（值得注意的是，硬舉能夠以平衡的方式，讓身體各個部位通力合作，創造出全身的力量和剛性）

要怎樣達到更高的神經驅動？我們發現，要達到 100% 神經驅動，就必須提升動作的速度。舉例來說，艾列克斯耶夫會將槓鈴重量加到比賽重量的 30%，動作楔緊，並快速將槓鈴往上甩，同時讓雙腳跳離地板。（自己在家操作時要小心，畢竟槓鈴還是會落地啊！）艾列克斯耶夫透過全力加速，試圖達到 100% 的神經驅動。他的訓練日並不是以大重量或輕重量來分，而是以大重量和高速度來分。

艾列克斯耶夫也會用羅馬椅（Roman Chair）來提升神經驅動，改變肌肉長度，並提升肌力。要小心的是，這種方法確實會帶來短暫的效果，但我個人並不

推薦，因為這對多數人會有很高的受傷風險。只能說，艾列克斯耶夫的基因得天獨厚，就是很不容易受傷。他常常抱著很重的槓片爬上羅馬椅，然後故意彎曲並延伸下背部。不過，長時間下來，他強韌的身體還是經不起高風險的考驗，在選手生涯結束後，曾經歷一陣子相當嚴重的背部疼痛。如同我們曾經提過的，在負重情況下讓脊椎脫離中立位置活動，會吃掉很大一部分的訓練耐受度，所以如果要在訓練計畫中執行這類動作，必須格外小心。艾列克斯耶夫危險的動作選擇，再度證明在負荷下改變腰椎前凸曲線，可以帶來較高的神經驅動，但對多數運動員來說，這類動作的效益和風險都必須審慎評估。我們建議在有負重的情況下，要讓脊椎維持中立位置，並用我們討論過的其他方式來達到最大的神經驅動。

單一反覆次數的超級組

　　許多年前，我也從帕維爾‧塔索林這位肌力訓練大師身上，學到另一個神經驅動的技巧。假設有一位運動員都以每組 10 下來訓練引體向上，表示他只有使用最大神經驅動的 60%，因此很難產生進步。帕維爾則把他的訓練改為每組只做 1 下最大努力引體向上，做完以後就下來休息，並重複 10 次。這種單一反覆次數的訓練法所帶來的疲勞，也會低於 1 組連續做 10 下，而且每次動作都能達到 100% 的神經驅動。更神奇的是，運動員做完這 10 組單一反覆次數訓練後，甚至會感到神清氣爽，一點也不疲勞。這種訓練方法會帶來相當大幅度的進步，而且也會讓運動員習慣以最大神經驅動來訓練。不久之後，一組可以做的引體向上次數也會顯著增加。（布萊恩將這個方法稱為「麥吉爾引體向上」，也許應該稱為「帕維爾引體向上」比較正確！）

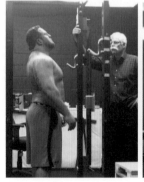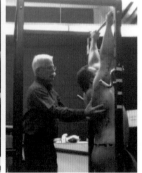

第 9 章

設計復健和訓練計畫的關鍵
ASSESSMENT: TESTING YOURSELF –
THE KEY TO DESIGNING YOUR REHAB-TRAINING PROGRAM

我們假設一位訓練有素的醫療人員,用《下背疾病》書中的方法準確找出你的疼痛開關,並對你的身體狀況做過仔細的檢測,或至少你自己曾經使用《麥吉爾腰背修復手冊》書中的自我檢測方法,來找出疼痛開關。這些資訊會告訴你什麼該做、什麼不要做,並試著降低疼痛敏感性。現在,我們將進一步討論恢復。

一個完善的復健計畫,必須針對弱點進行改善。本書的重點顯然是脊椎,但如果能檢測各種運動指標的優劣,當然有助於身體能力的進展,也對背部傷害初期的完整恢復有幫助。

每個人的年齡、受傷史、動作能力、血型和各種體能指標都不盡相同,因此沒有一種訓練計畫能夠完美符合所有人的需求。不管目標是什麼,要妥善設計訓練計畫,都建議遵循以下 3 個步驟:

第 1 步驟:列出運動對身體能力的需求
第 2 步驟:列出你當下的優勢和劣勢
第 3 步驟:擬定訓練計畫,來解決身體能力的不足

第 1 步驟:列出運動對身體能力的需求

將運動對身體能力的需求記錄下來(本書最後有一個表格可以幫你執行這項任務)。要記錄下的內容,可以是基礎需求(例如把重物從地上舉起來,然後放下),也可以是專項需求(例如繃緊頸部來增強拉動的彈震力〔pulse〕),接著將需求分類,並依照重要性和必要性列出先後順序。

以硬舉爲例
平衡:要能夠在雙腳踩地的情況下,找到身體重心和外在負荷的平衡。同時,必須在全身肌力、活動度和穩定性等體能指標之間,要取得平衡。

透過身體各部位的連結來控制動作並產生力量：要能夠從動作錯誤中恢復，並透過身體連結產生力量，以減低關節壓力。

肌力啟動要連貫且一致：全身都不能有虛弱的環節，這必須讓各部位的力量同時發揮，並減少較弱關節周遭肌肉的過度伸展。

握力：訓練時以較寬的握距來抓住槓鈴或握把，不要使用助握帶。這點相當重要，因為不管身體再強壯，握力不足一定會帶來嚴重的阻礙。

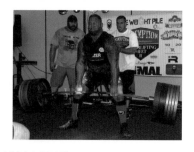

閉氣時軀幹的等長收縮能力：具有剛性的軀幹可以透過髖關節和肩關節傳遞更多力量、並共同承受負重。

達到最高神經驅動的關節位置：正確的起始動作，也就是維持正確的頭部和頸部位置，並讓踝、膝、髖關節來到正確的排列。不良的姿勢會降低神經驅動。

建立「楔緊」動作：硬舉時要把自己向下拉往槓鈴。鎖定活動度（鎖緊關節）是「楔緊」的先決條件。可以使用「扭彎槓鈴」和「踩開地板」這2個指令，來創造最佳的剛性，以及動作必須的活動度。

伸髖肌群的肌力和脊椎剛性：維持脊椎剛性，才能讓髖關節這個球窩髖節周遭的力量透過軀幹、手臂最後傳遞至槓鈴，同時讓脊椎彎曲的風險降到最低。

「經過修正」的活動度：大腿後側肌群可以控制髖關節多餘的活動度，在硬舉的起始位置累積更多的彈性位能。過多的活動度（大腿後側肌群過度伸展）則

會使彈性位能降低，影響肌肉張力，而過少的活動度則會限制身體動作，難以達到需求的活動範圍。

身心連結共同對肌肉創造最強的神經驅動：透過心理狀態演練，讓大腦創造更多的神經刺激和神經驅動輸出。

你不需要什麼

過多的活動度：過度伸展的大腿後側肌群、鬆動的踝關節、無力的腳掌、過深的蹲姿。

很高的肌耐力：肌耐力是把雙面刃。肌耐力對於傷後恢復計畫確實很重要，因為具備足夠的肌耐力，才能反覆執行符合脊椎衛生的動作，並精準執行避免造成關節過多壓力的動作。問題是，訓練肌耐力會同時訓練有氧代謝能力，與肌力互相競爭身體資源。因此，如果目標是最大肌力，就必須犧牲肌耐力和有氧代謝能力。建議在復健階段先訓練出一定的肌耐力基礎，但在消除疼痛後，就要終止肌耐力訓練，只需要保留足以正確完成日常生活動作的肌耐力即可。對許多力量型運動員而言，走路似乎是個夠溫和的活動度，可以長時間執行，又不會增加

肌耐力對力量型運動員來說是把雙面刃

耐力訓練會提升有氧代謝能力，並限制可以成為無氧快縮肌纖維的運動單元。而人體內的運動單元數量有限，運動員會希望盡可能提升無氧快縮肌纖維的比例。換句話說，耐力訓練會限制最大肌力的發展。不過，力量型運動員也需要足夠的肌耐力，才能用最好的姿勢完成每一下動作。因此運動員必須在這兩種能力之間取得平衡。

不必要的有氧代謝能力。馬蒂・加拉格爾（Marty Gallagher）每天都在山上走路2個小時，還能連續50年都能做到超過500磅（227公斤）的硬舉！走路除了可以提升肌耐力，也能提升健力選手常常忽略的額狀切面運動能力。所有運動員都必須想辦法讓自己的肌力和肌耐力達到平衡的狀態（稍後會有更多討論）。

本來就存在的結構性弱點：這點無須多說，必須依照個人情況來調整。

第 2 步驟：列出你當下的優勢和劣勢

接著我們要根據第 1 步驟的結果，列出運動員當下身體能力的優勢和劣勢。現在我們已經釐清運動員的疼痛開關，或至少能夠控制疼痛。當然，有些運動員這時候還是可能因為疼痛，無法發揮出最佳的動作型態或力量。為了達到最佳的恢復效果，這些運動員必須先執行《麥吉爾腰背修復手冊》（適合一般讀者）或《下背疾病》（適合醫療人員）所列出的計畫。

範例：運動員檢測（特定能力和測試）

等長核心耐力：用麥吉爾的核心大三來測試時間
全身肌耐力：伏地挺身檢測，每下起來後都讓一隻手掌去碰對側手肘
爆發速度：收縮速度檢測
握力：最大抓握力檢測
髖關節和肩關節活動度：三平面檢測、骨盆扭轉、髖關節檢測

我們在前幾頁討論過重要的運動「需求」，這些需求最後會成為運動員「能力」檢測的內容。這時候教練必須依照重要性將各個需求列出來，並決定適當的檢測方式。以上內容是根據先前選定的硬舉動作，列出幾個檢測範例。

透過檢測和操練來修正弱點

所有動作都同時是檢測動作和訓練動作。本小節提供指引，讓運動員循序漸進執行需要的檢測和訓練動作。透過這種方法，可以找出必須修正的弱點，而弱點很可能就是疼痛的來源，因此修正後就有機會減緩疼痛。而訓練動作的目標是達到最佳運動表現，要在不跨過身體能力分水嶺的前提下，找到人體的極限。以下將討論幾個和力量相關的特殊主題。

一般動作檢測不適合提升力量型運動表現：不同人適合使用的檢測動作都不同，因此健力運動也不存在一體適用的檢測方式或篩選動作。若過於堅持某些檢測方式，可能會讓運動員走上錯誤的道路，在未來造成困擾。舉例來說，很多人會使用深蹲來檢測活動度，如果無法蹲到最低點，就代表踝關節活動度不足，這時候就會建議透過矯正動作來改善踝關節活動度。這種方法會有 2 個層面的問題。首先，真正影響深蹲幅度的因素，其實是髖關節的形狀，以及大腿相對於小腿和軀幹的長度比例，而這兩個因素都是運動員無法控制的。再者，有些人的股骨（大腿骨）會和髖關節唇（髖關節窩前側邊緣的軟骨）碰撞，造成股骨髖臼夾擠（femoral acetabular impingement），因此無法做到真正的深蹲。這時候真正適合的解決辦法是調整深蹲姿勢，而非冒著破壞運動表現的風險來做矯正動作。另一個常見的檢測動作是彎腰碰腳趾，但在這個檢測動作拿高分，其實會對健力運動員產生不良的影響，畢竟健力運動員需要維持大腿後側肌群一定的緊繃程度，才能在硬舉時產生足夠的彈性位能。如果大腿後側肌群和背部都缺乏剛性，會對舉起大重量相當不利。簡單來說，在標準化檢測動作得高分，對某些項目的運動員不一定有幫助。針對健力、大力士和奧林匹克舉重的運動能力，都需要特定的檢測方式。每位運動員適合的檢測方式會隨著運動需求和目的改變，才能檢測出特定的身體能力優勢和劣勢。

以下探討一些好用的檢測方式。

核心的剛性和控制

　　只要觀察運動員的動作，例如執行特定檢測動作、或運動場上的表現，就可以看出核心穩定的程度。舉例來說，單腳站立，並用另一隻腳的膝蓋畫圈，核心穩定性就一覽無遺。

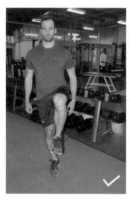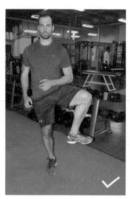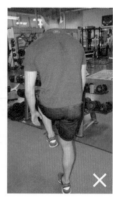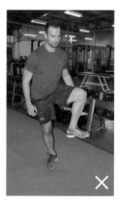

站姿核心控制：用膝蓋畫圈的好壞來檢測核心控制。核心控制良好的情況下，軀幹會穩定不動，只有髖關節附近會產生動作（左邊 2 張圖）。提升動作品質的方法，是在繃緊腹部和控制呼吸的情況下，將腳趾往外。一開始建議先畫小圈圈就好，站在地上的腳要用力抓緊地板。若髖關節活動不夠，而且脊椎產生動作，代表核心控制能力不佳（右邊 2 張圖）。

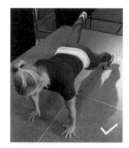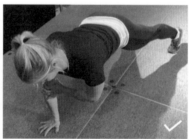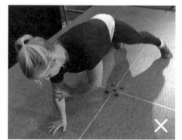

扭轉控制：先來到伏地挺身起始位置，將一隻腳抬起來，然後將對側手放在同側手肘上。如果這時候脊椎沒有產生扭轉，就算通過檢測。而如果出現右圖的身體姿勢，則算是失敗。請注意，在正確姿勢的左圖中，運動員的肩關節和髖關節都與地面平行。

核心耐力

　　如果要用最佳的動作技巧連續做數下反覆次數，核心耐力就相當重要。可以使用棒式和左右兩側的側棒式來提升核心耐力。職業冰球選手的標準是 3 個姿勢都能維持 2 分鐘以上。如果連 1 分鐘都做不到，就表示有較高的受傷風險。

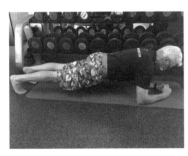 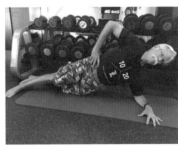

棒式和側棒式時間檢測： 請注意動作技巧，身體不能放鬆。過程中如果需要提醒動作 1 次，還可以允許，如果需要提醒第 2 次，就表示動作失敗，建議立刻停止動作。

足夠的活動度

　　現在我們知道有太多力量型運動員會做不必要的伸展和關節鬆動來達到一些詭異的標準，結果卻犧牲了運動表現。活動度並非越多越好。「經過修正」的活動度，或同時具備足夠的活動度和剛性，是提升表現和預防傷害的關鍵。

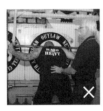 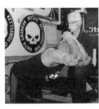 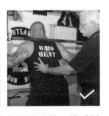

　　（左圖）肩關節和胸椎活動度不足，會影響背槓的姿勢，讓手肘無法置於槓鈴正下方，頭部和頸部過於前傾，軀幹前傾角度也太多，這些都會影響運動表現。
　　（中圖）胸椎伸展，維持 10 秒然後放鬆。
　　（右圖）經過胸椎伸展後，背槓姿勢立刻獲得改善。此時手肘可以來到槓鈴下方、雙手握槓的位置，讓背部和肩關節得以收緊，而且軀幹也更加直立，讓身體的排列更為理想。

透過訓練來預防傷害時，提升核心和雙手的剛性會帶來很大的幫助。不過，如果目標是提升運動表現，應以調整肩關節、大腿後側肌群、踝關節和雙腳的剛性為優先。運動員自己必須知道先後順序。以硬舉來說，往下準備握槓的時候，大腿後側肌群應該要伸展到接近極限。有些偉大的健力運動員，只能利用槓鈴的重量來把自己「拉」到適當的起始位置。如果到達適當起始位置後，還能繼續讓身體往下，表示髖關節和大腿後側肌群的剛性不夠。足夠緊繃的大腿後側肌群，才會帶來最大的力量，因為可以在原本的神經啟動和肌肉收縮下，再加入額外的彈性位能。以彈簧為例，你會希望它有彈性？還是鬆鬆的？建議不要透過伸展來取得超過蹲舉所需的活動度。不過，這種能夠舉起大重量的大腿後側肌群活動度，使得許多偉大健力運動員連綁鞋帶都有問題，所以只好選擇穿無鞋帶的鞋子。這點小小的犧牲，可以讓腿部在硬舉時帶來相當顯著的幫助。

肩關節的活動度也必須有所限制，才能適當背槓並在蹲舉站起時提供更多力量。不過，在站起來的時候，也會受到肩關節活動度以外因素的影響。有時候胸椎伸展活動度不足，容易被誤會成肩關節活動度不足。如果你覺得上背部（也就是胸椎）可能是緊繃的根源，透過溫和的伸展（例如本頁提供的方式）有助於放鬆胸椎和肩關節。最重要的是，要讓每個關節都能舒服延伸到執行蹲舉所需的位置，而且只要剛剛好就好。我們的目標是安全提升肌肉的柔軟度，同時避免柔軟度高到會削弱力量的程度。

可以檢測硬舉和蹲舉時的「楔緊」程度，來確認自己身體剛性的極限、理想的站距與腳尖角度、頭部姿勢和視線位置。

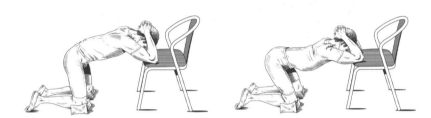

自己操作胸椎伸展：只要一張椅子或板凳，就可以執行這個動作。（左圖）雙手手指交疊放在後腦勺，手肘支撐在椅子上，身體保持放鬆。調整手肘的寬度，讓闊背肌、胸椎和肩關節感受到「均衡」的伸展感覺。開始伸展時，慢慢將手肘往椅子的方向下推，一隻手肘大約施加 2 公斤的力道就足夠，不需要更多，並在這個姿勢維持 10 秒。（右圖）放鬆，將臀部帶往踝關節的方向，創造胸椎的伸展感覺。重複這個動作幾次，然後站起來。你會發現蹲舉的準備姿勢做起來更為紮實，而且只要持續伸展，就會持續進步。

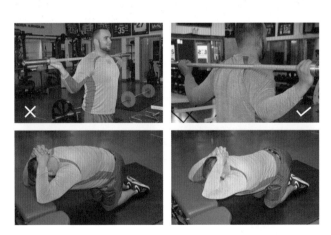

透過胸椎伸展來減少因為下胸椎過度伸展導致的「胸部前凸」（左上圖），並提升胸椎中段和上部活動度（右上圖），來改善背槓動作效率。另外，腕關節的位置改善，也能透過更多的「扭轉」將力量傳遞至槓鈴。下方 2 圖中的運動員是在臥推板凳上執行這個伸展動作。

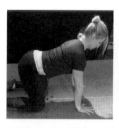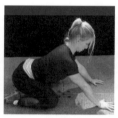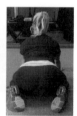

從側面和後面觀察骨盆扭轉動作。從四足跪姿開始,將髖關節壓往踝關節的方向,全程維持中立脊椎曲線。從這個動作的脊椎角度,可以觀察出髖關節允許蹲舉蹲到多少的深度(髖臼和股骨接觸)。調整雙腳膝蓋之間的寬度,並重複動作,看看達到合理蹲舉深度的最佳膝蓋寬度和髖關節角度為何。如果是健力選手,不需要蹲得比這個位置更深,如果是舉重選手,則必須做到全蹲。如果經過檢測,發現你無法做到全蹲,你可能就不適合舉重。

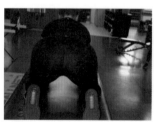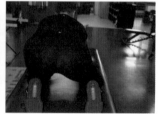

(左圖)接著從後方觀察,重點是髖關節的對稱、脊椎彎曲,並將骨盆推往左右兩邊。如果不對稱(右圖),代表關節活動度受限,建議追蹤並修正,可以參考《下背疾病》取得更多相關知識。

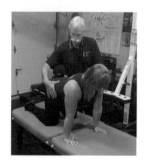

對於身形較大、身體剛性較強的訓練者來說,指導重點是穩固核心,並用髖屈肌把身體往下「拉」到蹲舉該有的深度,同時將膝蓋外推。這樣的練習可以產生「肌肉記憶」,並有效遷移至比賽中。

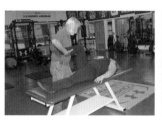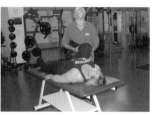

髖關節扭轉檢測有助於找到髖臼夾擠或疼痛的機制，並藉此獲得更多髖關節球窩和股骨的相關資訊。讓膝蓋和大腿跟著髖關節繞圈，尋找最舒服的位置和最適當的蹲舉深度。

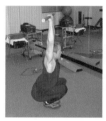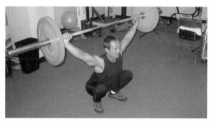

3 度打破世界紀錄的耶日‧格雷戈雷克示範驚人的髖關節、踝關節和肩關節活動度，以及完美的核心剛性和控制。真的不是每個人都做得到！

髖關節活動度

許多檢測都可以找出訓練者的髖關節結構，而我們會利用這個資訊，來建議訓練者採取適合的深蹲方式（例如雙腳站距、腳尖角度、深度等等）。

這些檢測的結果也會告訴我們自己適合做相撲硬舉或傳統硬舉。

你想成為奧林匹克舉重選手嗎？那你的肩關節和髖關節需要天生具有相當好的活動度，而且身體也必須能夠在大量負荷下維持穩定。如果活動度不足，可能導致關節受傷，或是無法做到競賽所需的重量。如果真的要練奧林匹克舉重，顯然需要足夠的身體條件。

在負荷下執行的其他檢測動作

我們會利用檢測動作來找出疼痛開關和力學優勢和劣勢。針對疼痛開關的完整檢測（例如壓迫、剪力、張力、彎曲、扭轉，以及椎間盤、神經、薦髂關節、髖關節等等），在我的《下背疾病》都有詳細說明。而依照本書的探討目的，我認為多數力量型運動員的疼痛開關都與脊椎受到外在負荷壓迫（或彎曲）有關。

我們會使用「午夜檢測動作」來找出導致不適或疼痛的姿勢和動作。確認疼痛機制以後，就可以調整訓練計畫，以避免產生疼痛。

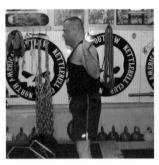 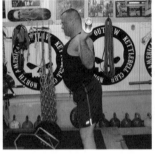

「午夜檢測動作」會先從空槓開始。站直背槓，讓骨盆前傾和後傾，並檢查是否出現疼痛或不適，只需要做 3-4 個循環即可（若超過這個數字，可能會產生疼痛）。如果在特定的動作方向或姿勢感到不適（例如從伸展來到彎曲時），要把動作和感覺記錄下來，之後可以用這個資訊來微調訓練姿勢。

檢測頸部的力學優勢

頸部是一個支撐架，吊著所有負責拉系列動作的肌肉。斜方肌將頸部和肩膀連在一起，如果斜方肌太弱，則代表垂直拉系列動作會受到限制。也就是說，支撐脊椎的堅固肌肉系統由頸部開始，並維持良好的力學機制，才能正確支撐全身。許多力量型運動員都會忽略頸部的重要性，並為此付出代價。而頸部最關鍵的不是活動度，而是可以透過強化頸部，來加強並繃緊肌肉繩索系統。

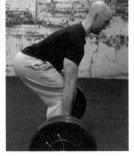

（左圖）頸部較厚較短的人，建議將頸部往後收緊，並將視線集中在某一個特定點上。（右圖）頸部較長的人則可以利用頸部來產生更多的力量，方法是將頸部和頭部往上拉高並繃緊，創造出小小的瞬間拉力，協助往上驅動的力量。這股微小且瞬間彈震的拉力旁觀者很難看得出來，卻可以產生貫串全身的力量，透過繃緊的軀幹傳遞到槓鈴上。

理想頸部姿勢一直是熱烈討論的話題，而如果要找出答案，就必須考量個人的自然頸部長度。頸部較短且通常因為肌肉量較大而活動度不佳的人，較建議把頸部往後「收緊」（packed），而頸部較長的人可以利用技巧來產生彈震的拉力，藉此展開動作。

日常生活檢測：嚼口香糖

你知道嚼口香糖可能會抑制頸部屈肌的運作嗎？嚼口香糖會讓下顎持續用力，因此會提升下顎周遭肌肉的肌力。一位習慣嚼口香糖的人如果在執行大重量硬舉，會啟動頸部肌肉，並讓下顎周遭肌肉保持緊繃，但這時候平常過度使用的下顎肌肉會更為活躍，取代原本應由頸部肌肉負責的任務。此外，持續咀嚼的動作也可能會限制頸部肌肉的啟動。長此以往，頸部屈肌就會變得虛弱。

頸部保健可從站姿開始執行。讓頭部來到中立位置，視線看向前方，並將拳頭放在下巴下方。讓上下排牙齒輕輕貼合，並將舌頭放在上排牙齒的後方。現在將舌頭往上顎的方向推，將頸部前方繃緊。持續輕輕將舌頭往上推，並與用力的頸部肌肉互相抵抗，同時避免任何動作產生。

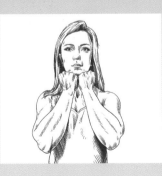

要用足夠的力量來啟動肌肉，但也不要太大力造成不適或疼痛。以無痛的方式慢慢建立頸部的支撐力，然後再慢慢加強練習的力道。以這種方式啟動肌肉，應該很容易應用於核心大三中的捲腹和其他大重量訓練動作。

頸部加強動作

　　健康且能負重的頸部，對所有訓練動作都很重要。頸部疼痛、不適或功能失調，都會干擾負責拉系列動作的肌肉，並降低動作品質。我們的任務是讓頸部更強壯，而非用不適當的動作來刺激頸部。建議嘗試剛剛提過的頸部保健動作。

檢測腳掌，找出力學優勢並預防傷害

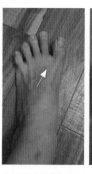
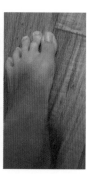

　　具有剛性的腳掌，可以提升抓穩地板的能力，在髖關節和臀部肌群發力時相當重要。強壯且具有剛性的腳掌，也有助於矯正外在負荷和身體之間施力方向的一致性。要做到這點，就必須用腳掌控制整體壓力的中心。確認壓力中心，並藉此「抓緊」地板，是調整身體面對大重量負荷方式的最佳策略，畢竟脊椎或髖關節不可能重新排列。以下我們將檢測張開腳掌創造「大腳」扭地及提升腳掌剛性的能力。

「大腳」訓練動作可以增大足底支撐的面積，讓訓練者調整外在壓力的重心，以正確方式對槓鈴施力，提升動作效率。建議練習打開腳掌，並用腳跟和腳趾抓緊地板。

檢測鞋子

　　通常在討論腳掌時，也會討論鞋子的選擇和鬆緊程度。與先前的檢測相同，我們尊重個人的神經敏銳程度、關節活動度和肢段比例。雙腿較短且髖關節活動度較佳的訓練者，可以使用堅硬且腳跟墊高的訓練鞋。髖關節活動度受限且雙腿較長的人，通常建議穿著腳跟貼地的鞋子（赤腳或芭蕾舞鞋）。有些運動員因神經敏銳的因素，喜歡穿很緊的鞋子，也有人認為鞋子不能太緊，才能促進腳掌控制動作，進而提升運動表現。

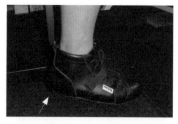

腳掌球（蹠骨頭）踩地彈跳，藉此調整踝關節剛性，並同時啟動比目魚肌、腓腸肌和脛前肌。踝關節活動度通常不大，但還是具備些許彈性。

可以透過以下檢測方式，來決定最理想的鞋子選擇和動作技巧。建議先從腳跟比較低的鞋子開始，例如經典的 Converse 鞋子。先試著綁緊鞋帶做動作，之後把鞋帶鬆掉再做一次，比較這 2 次的運動表現和舒適程度。試完一雙鞋後，再試試其他腳跟高度不同的鞋子，最後就會找到適合的鞋子和動作技巧。

肢段比例（會影響動作種類）：起重機的槓桿會隨著吊臂長度改變而有所不同。每位運動員的肢段比例、肌肉長度、肌腱長度等天然內建因素都不一樣。這些天生的因素無法改變，但還是應該透過檢測來決定最符合天然內建因素的訓練技巧。舉例來說，雙腿較長的訓練者如果要舉更重，建議將力矩集中在髖關節周遭，並減少膝關節周遭的力矩。而雙腿較短且身體較長的訓練者，則應盡量將軀幹打直，並增加膝關節周遭的力矩。我們的實驗室大概在 30 年前就發現，能夠挑戰硬舉世界紀錄的人，背部承受的負荷通常比較少，主因是他們的股骨相對較短，因此可以維持較直立的軀幹，為他們帶來槓桿上的優勢。並沒有一體適用的辦法，必須根據體型來調整動作技巧。

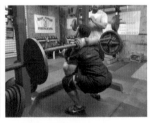
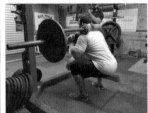
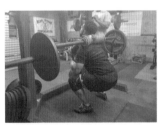
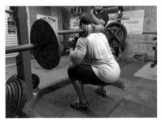

股骨較短且踝關節活動度較佳的訓練者，穿舉重鞋（左圖）和平底鞋（右圖），幾乎沒什麼差異。

這名訓練者的股骨較長。舉重鞋將他的腳跟墊高（左圖），減少了踝關節和髖關節的彎曲，因此臀部的位置較低。平底鞋（右圖）則讓他沒辦法蹲那麼低，減少了背部的負荷，但對腿部的要求更大。

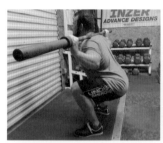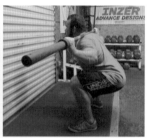

舉重鞋輔助訓練者達到正確的深蹲位置（左圖），並達到較爲理想的力量方向，此時軀幹較爲直立，雙腿負荷較大，而背部和臀部的負荷較低。（右圖）著平底鞋的狀況。

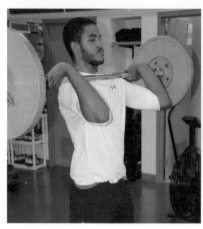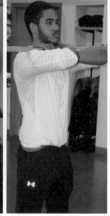

運動員準備做前蹲舉，但前臂太長，無法將槓鈴平穩放在胸部上方的平臺，這樣會影響動作品質、運動表現，也會帶來更多的關節壓力。不過，可以將雙手交叉來創造更理想的架槓平臺，讓前蹲舉成爲輔助腿部肌力發展的好工具。

觀察訓練者是否做到「楔緊」

　　這個動作同時具備檢測和訓練的效果。現在運動員已經了解自己的肢段比例、活動度、穩定性、剛性和控制能力，就能以理想的方式「楔緊」。

觀察髖 − 膝 − 踝絞鏈

　　髖 − 膝 − 踝絞鏈平面的動作瑕疵，會影響運動表現、甚至增加受傷風險。膝蓋內夾會讓膝關節韌帶承受極大壓力，會增加前十字韌帶受傷的風險，而膝蓋外翻則是有些人想保護十字韌帶，所做出的矯枉過正行為。

另一個有效的檢測和訓練動作，是「丹‧約翰的酒杯式深蹲」。執行這個動作時要將手肘夾進身體，模擬握槓時的啟動感覺。接著將膝蓋往外撐開，並讓髖關節左右擺盪，蹲到更深的位置，但要注意不要為髖關節唇帶來太大壓力。另一個有效的指導語是透過雙腳用力「把地板分開」，減少前側髖關節窩的負荷。

　　如果這些絞鏈連動的指導語沒有用，可以嘗試一些「內在」和「外在」的指導語，透過「想像」讓特定肌肉達到預設的等長收縮。

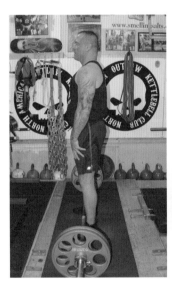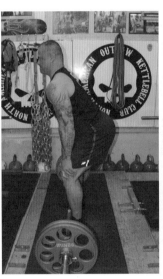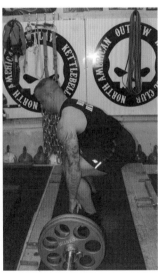

（左圖）運動員從直立的姿勢開始，雙手放在大腿上，頸部維持中立，視線朝向前方。（中圖）髖關節往後推，讓上述身體部位一起往下移動，此時雙手沿著大腿下滑，手掌來到膝關節上方，穩穩撐住。膝關節正好位於腳掌球（蹠骨頭）的正上方，並維持脊椎的自然曲線。做出「反向聳肩」，將手臂往下推，讓更多負荷由手臂來承擔。有些運動員的重心可能會偏向腳跟，這時候可以使用「斜塔動作」（leaning tower drill），將重心移到腳掌正中間。（右圖）將雙手往下滑到槓鈴上，緊緊握住、並試著把槓推離自己，同時啟動闊背肌來「扭彎槓鈴」，這就是「楔緊」。

斜塔動作

這個動作可以改善腳掌的運動能力，協助身體的平衡、並調整各部位的排列，增加負荷能力。先站直，把身體往前傾，盡可能將重心放在腳尖。然後再把身體往後傾，並盡可能把重心放在腳跟，再透過屈髖，讓雙手來到膝蓋上方，接著再重複動作。改善腳掌的運動能力和重心分布策略，來矯正全身的力量方向。

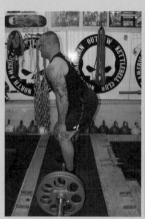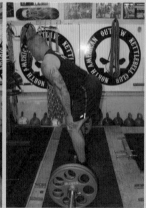

（左圖）「斜塔動作」可以矯正壓力下雙腳的重心，修正身體力量方向，用更正確的方式將槓鈴舉起。先來到「游擊手姿勢」，啟動闊背肌，維持中立脊椎，將雙手往下推，來到「反聳肩」的姿勢。（右圖）僅移動踝關節，讓身體前傾。伸展腳趾，盡可能將重心放在腳尖。這固然不是理想的硬舉姿勢，卻有助於修正雙腳的重心位置。

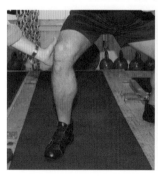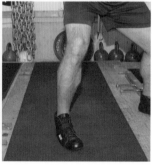

矯正踝－膝的排列：（左圖）教練用手調整運動員姿勢，讓髖－膝－踝來到正確排列。（右圖）如果膝蓋內夾，可以試著將手放在膝蓋外側，並請運動員將膝蓋往手的方向外推。

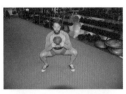

丹・約翰的酒杯式深蹲可以讓我們練習將身體「拉」到理想的深蹲姿勢，同時微調雙腳位置。

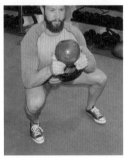

同時也是很棒的檢測動作，可以觀察身體是否有任何不對稱，或髖－膝－踝是否維持在正確的排列上。（見圖左下方的腳掌）前十字韌帶穩定性不足的人，常常會將腳掌內旋，這樣會導致膝蓋內夾。

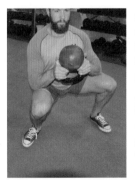

另外一個方向，是將腳掌外旋（見圖左下方的腳掌），這樣會讓前十字韌帶和內側腹韌帶承受更多壓力，也會增加膝關節和周遭韌帶的受傷風險。
建議調整腳掌的位置來改善髖－膝－踝絞鏈。修正這些看似不起眼的細節，可以大幅提升身體的負重能力。

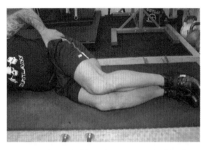

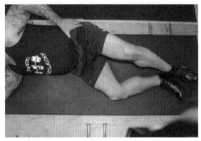

如果訓練者有膝蓋內夾的問題，可以透過蚌殼式啟動臀部上部肌肉，讓肌肉記憶來改善動作型態。（左圖）將大拇指放在髂骨上的髂前上棘，也就是髖骨最上端的曲線。接著將其他手指放在臀部上部肌肉（用大拇指來指引目標位置）。（右圖）請運動員執行蚌殼式，並先專注於繃緊核心，再試著啟動臀肌，接著想像實際做蹲舉時也要複製這種感覺。

肌力

在力量型運動項目，特別是健力運動中，「越強壯越好」看似理所當然，但要將肌肉中產生的力量透過骨骼傳遞來移動外在物體，也需要技巧。了解槓桿的原則、克服障礙點、支撐較弱的關節和補強弱點等等，都會影響最後的成敗甚至受傷風險。要檢測肌力，絕對不只是看著運動員拉一具機器而已。以下提供一些檢測肌力的建議，會考量全身肌力平衡、並找出弱點。另外要注意的是，「神經」力量和智慧，也會影響運動員發揮力量的能力。

從錯誤的力量恢復

技術精良的訓練者可能已經有一些常用的方法來微調自己的動作。舉例來說，要重新調整身體排列和力量方向，就必須讓內在和外在肌肉取得平衡。換句話說，關節周遭負責精細動作的小肌肉，必須與肱二頭肌、闊背肌等較大的肌肉合作。以臥推為例，假設一個人可以做到 200 公斤的臥推，我們可以說他的肌肉非常強壯。但如果要這名運動員躺在地上倒推壺鈴，很可能會遇到失敗，而失敗的原因可能不是肌力不足，而是缺乏「肌力智慧」（strength wisdom）。你可以躺在板凳上自行嘗試倒推壺鈴，測試自己的「肌力技巧」。如果你很強，但肌肉間互相溝通的能力不足，就表示缺乏肌力控制的智慧，這時候壺鈴可能就會很不穩定，或在往上推的時候晃來晃去。如果這種情況發生在你身上，而且真的無法平穩地倒推壺鈴，可以嘗試接下來要介紹的單邊壺鈴地板臥推和扭轉。

另一個提升臥推肌力智慧的動作是使用地震槓，並在旁邊用彈力帶綁住重量來加重。通常這個動作推不了多重。

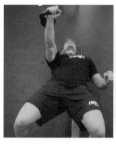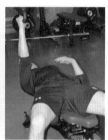

肌力和動作控制智慧的檢測。躺在板凳上，並讓一半的身體懸空。懸空側的手拿著壺鈴，並啟動核心，再將壺鈴倒過來往上推高。如果可以做到 100 公斤的臥推，但連 20 公斤的倒推壺鈴都做不到，就表示很可能缺乏「肌力智慧」。

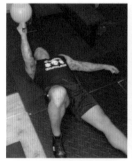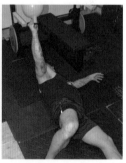

如果上一個倒推壺鈴的動作無法順利完成，表示臥推的肌力智慧不夠，建議嘗試現在這個動作。（左圖）先仰躺在地板上，並將身體繃緊，鎖住肋骨和骨盆。此時將左膝彎曲，並讓左側的伸髖肌群驅動身體扭轉。（右圖）肩關節也要扭轉，讓舉在半空中的手臂打直，並讓壺鈴維持倒提的位置。這個動作可以促進大小肌肉之間的協調，藉此訓練動作控制智慧。

蹲舉也可以透過用彈力帶綁重量並吊在槓鈴兩端的方式，來挑戰肌力智慧。另外一種增強控制能力的訓練方式，是讓槓鈴加上不對稱的重量。如果無法控制這樣的力量，就代表控制能力不足，未來更大重量的蹲舉可能會失敗。這時候建議學習腳掌控制，並善用「斜塔」策略。

　　全身都不能有虛弱的環節，這代表所有部位的肌力都要平衡。健力運動本身就會造成身體的不平衡。舉例來說，健力三項動作對於矢狀切面的力量需求和額狀切面的需求，就有相當大的差異。執行健力三項動作時，雙腳基本上都會踩在地上，此時矢狀切面的肌力（也就是在骨盆和髖關節與地面平行的情況下，讓負荷隨著身體垂直移動的肌力）就扮演最重要的角色。而額狀切面的肌力（例如繃緊身體，控制走路時扭來扭去的髖關節的力量）則無用武之地。長此以往，這種失衡的狀況就會造成穩定性的弱點，影響恢復的效率，同時也因為無法提升肌肉系統的側向力量，而影響脊椎穩定性。要改善這種失衡狀況，就要在訓練中加入負重行走。任何健力選手的訓練計畫，都應加入農夫走路、單邊負重行走和倒提壺鈴行走等動作，而這些動作也是維持肌肉穩定發展和控制的關鍵。我們可以透過時間和負荷來評估運動員負重行走的能力，通常最低標準是單手提起自身體重的一半。稍後會有更多說明。

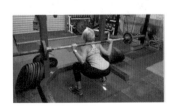

用不對稱重量來做蹲舉，可以訓練「智慧」，並有助從力量輸出的小瑕疵中恢復。

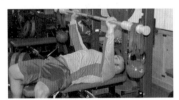
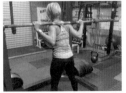

用彈力帶把重量掛在槓鈴兩邊，刻意創造扭轉和彈跳動作，訓練身體控制「不穩定」的感覺。這個動作可以提升動作控制智慧，並促進大重量訓練後的恢復。

握力

　　握力是將身體肌力轉換成運動表現的關鍵，但很多人常常忽略握力。有些教練會教導學員硬舉時使用正反握，這種狀況相當常見，卻也代表教練毫不掩飾地忽略握力的重要性。事實上，標準的雙正握（也就是勾握）是透過繃緊背部（尤其是闊背肌）連結手臂、手掌和槓鈴的關鍵。正反握（一手手掌朝上、另一手朝下）則會打破這個連結，讓力量變弱。

　　可以用以下這個簡單的動作，來檢測運動員的握力：請運動員用力握住你的手，想像握不住就會沒命。許多人不了解這個概念，也不知道如何發揮出最大的握力。這時候他們會笑出來，然後一味用前臂來施力。不過，握力其實牽涉到全身的肌肉。還記得嗎？在同一個動作中讓越多肌肉連動，就表示剛性和力量會越強。將肌肉或身體部位孤立出來，就只能發揮出一點點的力量。

（左圖）最大「手掌擠壓測試」可檢測出許多問題。許多人手掌外側的力量不夠，特別是中指和無名指，原因可能是主要訓練動作都是槓鈴或啞鈴。他們無法透過踩穩地板傳遞壓力來繃緊身體，只會微笑，讓全身力量變弱。 （右圖）經過一些力量使用的指導，重新執行檢測。雙腳踩穩地板，試著把地板踩開，並將腹肌和闊背肌收緊，同時繃緊頸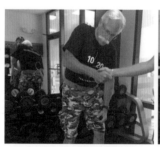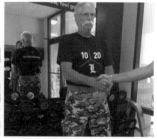部，營造出「殺手」般的態度和表情。左手手肘貼緊軀幹，將左手用力捏緊，此時會產生相當強大的握力。

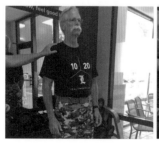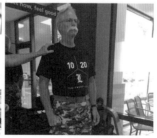

請受訓者把手放在你的肩膀上感受你的握力。現在你慢慢將拳頭握到最緊，讓他感受手掌肌肉的收縮和剛性，透過手臂一路延伸到肩膀和整個軀幹，這就是真正力量的來源。這個方法很適合用來示範真正肌力所需的身體強度和心理力量。

以下是創造足夠握力的方法。

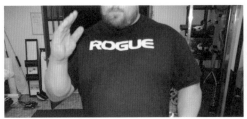 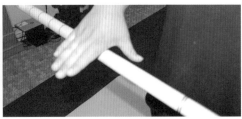

（左圖）首先做出「龍蝦爪」（The Lobster Claw），我們要學習如何利用手掌最強壯的部位。先繃緊手掌，透過全身繃緊來加強力量。（右圖）只彎曲連結手掌的那幾節指關節，想像要把胡桃捏碎，並全程保持緊繃和用力。這就是控制任何物體時，最主要的力量來源。

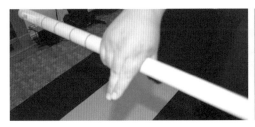 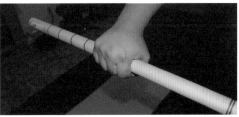

現在練習把每隻手指都包起來，內心也要專注於最大的握力。從小指開始，慢慢讓所有手指都握緊。先把每一隻手指的力量都做好，最後再讓所有手指一起用力握緊。

現在讓我們透過不同的抓握動作，來實際操作技巧，可以使用 2 個槓片等物品，透過抓握來訓練等長收縮的力量。做得越來越順之後，可以改成動態握力訓練，例如雙手拉動很重的繩子。這些動作都會提升握力，而且在執行主要槓鈴訓練動作時，也會有明顯的遷移效果。

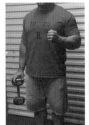 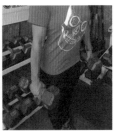

用手指或整個手掌握住並擠壓各種物品，同時將全身繃緊。可使用不同大小的物品，如右圖中的莉亞就利用橡膠的 Fat gripz 握力輔助訓練器材，來讓啞鈴的握把變厚。

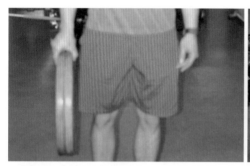
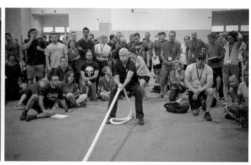

同時抓住2片槓片,會讓動作更具挑戰。熟悉了以後,可以開始做負重行走。

雙手輪流拉動繩子,可以訓練動態握力。相信我,繩子的另一端綁著2輛車!

現在讓我們練習雙手正握槓鈴,想像用力把槓鈴捏碎,同時啟動闊背肌來「折彎」槓鈴。如果用對了力量,手掌外側應該會開始變白。

神經控制變因

動作控制的能力可以輔助身體以正確的方向施力。負荷增加的同時,從槓鈴到雙腳的力量方向和身體連結,就會越難控制,而本章先前介紹過的動作(見〈從錯誤的力量恢復〉一節)會有幫助。以下提供幾個訓練動作,利用槓鈴的不穩定性或故意製造不對稱負荷,來輔助控制。舉例來說,可以在彈力帶上吊著啞鈴或壺鈴,綁在槓鈴的兩端,在動作過程中不斷搖擺和彈跳。另外也可以只在槓鈴的一端加重,此時訓練者必須繃緊身體,並善用動作控制智慧,才能以正確的動作型態,來面對不對稱的負荷。執行不對稱動作時,要記得兩邊都要做,才能確保肌肉和動作控制能平衡發展。將「腳掌撐開」並「推開地板」是常見的指導語,可以帶來最佳的訓練效果。此外,這些動作也可以讓關節周遭的小肌肉和大肌肉更加協調。矯正動作應先以球窩關節為主(例如髖關節和肩關節),接下來才是絞鏈關節(肘關節和膝關節)。除非是萬不得已的情況,否則請全程避免脊椎彎曲。建議多花點時間訓練技巧,這樣能更順利從小小的動作失誤中恢復,未來才會有更大的進步空間。

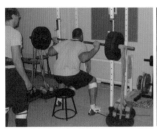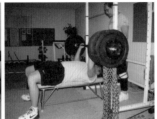

這是在科羅拉多接受梅爾・希夫訓練教學的珍貴照片。一名 NFL 的線鋒在槓鈴上使用彈力帶和鐵鍊來增加不穩定性，迫使身體以新的方法來控制槓鈴。這種負荷可以訓練身體的動作智慧，以更佳的技巧來控制全身力量的連結。

增強神經脈衝傳遞能力

　　大腦有辦法產生足夠的神經刺激後，當然必須透過神經傳遞至全身各個肌肉。現在我們要檢測的是訓練動作中何時會出現障礙點。

　　我們將採用一種稱為「磨練」（grinding）的動作，促使神經攜帶大量訊號。以臥推為例，如果在動作完成 2/3 時出現障礙點，動作策略會將身體主要能源分布從原本的胸大肌和前三角肌，轉變成肱三頭肌，並將手臂鎖死。此時心理專注的重點會變成以肩關節外旋創造手掌內側的壓力，試圖折彎槓鈴。比起肩關節的「扭轉」，這個過程更重視闊背肌「往後收」。在障礙點試圖「折斷槓鈴」就是一種「磨練」，這時候大腦的運動皮質會產生更多信號，並透過神經傳遞。每次做動作時，訓練者的內心都會對外在重量作出一些想像，外人看不出來，但訓練者都會有清楚的感受和控制。只要遇到障礙點，都能透過類似的策略來面對。

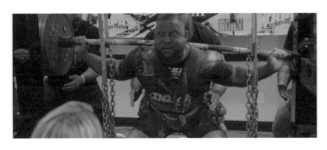

「磨練」的重點是產生更多的神經驅動，包括提升「想像的肌力」，增加大腦輸出資訊的密度，以及促進運動神經傳遞訊號的能力。

會影響力量的動作

　　對多數訓練者來說，頸部在動作全程都維持中立位置，最為有利。不過，我們也了解，這種策略不一定適合每一位訓練者。以下針對相關技巧進行討論。

　　動作中讓頸部伸展或彎曲，可能會影響某些訓練者的背部和肌肉剛性，減少動作中的爆發力輸出。身體部位一旦產生不必要的動作，就會喪失部分的剛性。我們的研究顯示，對多數人來說，將頸部維持在中立位置或稍微伸展，徵召背部肌群的效果最好。尤其是在動作結束時伸展頸部，會讓有些訓練者更有「驅動」力量的感覺。不過，這麼做會讓脊椎周遭肌群縮短，導致力量下降，而且槓鈴的最終位置也會變高一些。而如果在動作完成時彎曲頸部，對有些人來說可能會降低神經驅動，但脊椎周遭的肌肉拉長，則會輔助更多的力量輸出，同時可能讓槓鈴的最終位置低一些，減少動作幅度。執行動作時，視線應集中在前方一個定點上，並限制身體多餘的動作。找到最佳的負重姿勢後，也不要輕易改變脊椎和頸部的動作和偏向。但是從預防傷害的觀點來看，中立頸椎還是最佳的位置。

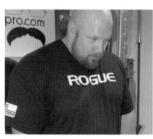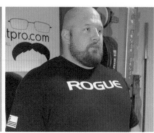

有些訓練者會在動作結束前，將頸部抬高或壓低，這樣會改變延伸爆發力的彈性，並影響神經驅動，甚至也會影響最終槓鈴的位置。建議以中立頸椎姿勢開始，並將頸部繃緊，接著嘗試以各種姿勢來完成動作，看看最後的力量會獲得提升還是受到影響。

透過憋氣維持軀幹等長收縮

　　檢測運動員在負荷下的呼吸型態，很容易看出預防傷害的能力和肌力技術的發展程度。促進軀幹收縮力量的方式，包括訓練呼吸控制和繃緊肌肉，以下提供一個簡單的訓練和檢測動作：保持站姿，憋氣讓軀幹肌肉收縮，並透過將肩膀

往後往下拉，來啟動腹肌、胸大肌和闊背肌。針對腹部的指導語，是將腹部往側邊推開，而非往前。吐氣時要發出緩慢且有控制的「嘶」聲，來促進身體收縮的力量。接下來先吸進大約 70% 的氣（和做硬舉時差不多），然後練習快速小口呼吸和吐氣，就像有控制的過度換氣。動作全程要確保軀幹不動，並透過橫膈膜來呼吸，而非透過腹部。

接下來可以透過不會動的物體來增加負荷，例如深蹲架、很重的槓鈴或門框的下緣等等。「嘗試」將這些東西抬起來，當然也要確保這些物體不會移動。此時心裡要專注的是用腳把地球推開，這樣會促進全身各部位的剛性。

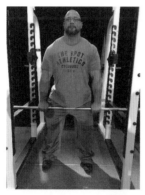

練習沖繩式肌力：以小口且銳利的方式「吸進」空氣，並利用不會動的物體來提升力量。此時全身沒有一個地方可以放鬆，腹部更必須格外繃緊。以這種方式來訓練軀幹張力，可以進一步提升全身肌力。

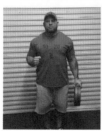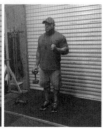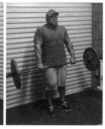

執行這種訓練時，全身肌肉都必須用力收緊。對於旁觀者來說，這些動作看起來會很像只有手臂在用力，如果進一步觀察，就會看到力量其實從腳掌開始往上傳遞，透過繃緊的軀幹再傳遞至握力。雙腳就像樹根一樣紮進地板，軀幹的兩側也因為闊背肌啟動核心和背部而完全鎖緊，頭部、頸部、脊椎也都維持在最強大的中立位置。此時，心裡要想像自己正在「參加比賽」。最強的剛性必須從大腦開始做起。

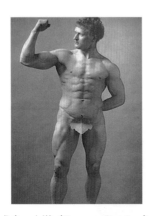

「我從不訓練肌肉，我訓練的是大腦和神經。」瓦希里·艾列克斯耶夫，打破最多世界紀錄的超重量級舉重選手。

心理層面

　　心理層面的檢測對力量型運動員來說非常重要。身心要適當連結，才能產生最強的神經驅動，並將信號順利傳遞至肌肉。也就是說，徵召最大肌力的潛能是一種技術，而且可以被檢測出來。強壯的運動員可以進入理想的心理狀態，從運動皮質創造更強、密度更高的信號，透過神經傳遞至肌肉。如果進入了戰逃反應，這個信號就會更強烈，但如果內心較為懶散或自滿，信號就會減弱。這種心理變因其實可以量化，而我們也曾在些許實驗中實際測量過。有些訓練者達到這種競賽模式的方法，是自己用物理的方式直接讓全身產生「震盪」，例如賞巴掌，也有運動員透過異於常人的專注力和內心控制，來達到這種狀態。比爾·卡茲麥爾準備進入這種心理專注狀態時，會在內心努力創造出憤怒，而旁人也能輕易看出效果，因為此時他的眉毛會開始出汗，雞皮疙瘩會從皮膚上冒出來，面部表情也

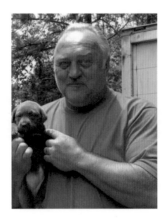

尤金·山道（Eugene Sandow）曾在 1904 年說過：「你可以每天拿啞鈴把一張訓練計劃表做上 100次，但如果沒有把所有心思都放在訓練的目標肌肉上，你的訓練就不會有效。如果你真的夠專心，就會立刻感受到訓練效果。」

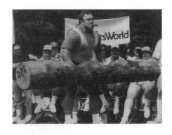

「我做得到，我會做到。」是比爾·卡茲麥爾心理狀態和身體能力的最佳寫照。當然，日常生活的他絕對不像比賽時如此殺氣騰騰！

會透露無與倫比的專注和動力，彷彿他不僅能夠完成接下來的比賽動作，甚至發揮出讓對手望塵莫及的表現。許多偉大的運動員都有這種特質。

臉部表情訓練

臉部表情也相當值得觀察，而透過表情展現憤怒和殺氣的能力，其實可以在鏡子前訓練。你可以對自己好好練習。

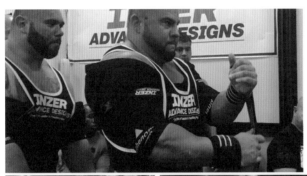

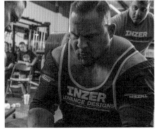

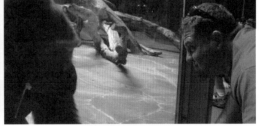

面部表情會反映出內心的想法。　　　　　　　　　　　　　　　　誰會先投降？

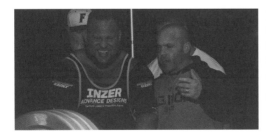

尚恩‧法蘭克（Shawn Frankl）在 2017 年阿諾盃打破世界紀錄之後的照片。在這之前他的臉上沒有一絲喜悅，但成功以後他的喜悅就表露無遺，彷彿也在取笑那些曾經不看好他的人。

代謝能力

現在讓我們檢測運動員的代謝能力。很明顯，馬拉松選手永遠不會成為力量型運動員，我們可以先從日常訓練計畫開始看。我和來自全世界各種文化圈的力量型運動員合作過，發現他們對於調控代謝能力付出的努力有著明顯差距。舉例來說，我在波蘭的時候，發現當地的舉重運動員會避免一切有氧運動或高反覆動作，甚至在重訓室以外的日常生活都一樣。他們只要有電梯就不會走樓梯，就連爬一層樓都是如此，目的是避免任何可能將白肌轉換成紅肌的機會。簡單來說，他們之所以會有這種想法，是因為有研究顯示，肌纖維可以經由訓練而具備以下 2 種特質的其中一種：快縮爆發（肌纖維呈現白色）和慢縮耐力（肌纖維呈現紅色）。這些運動員的日常生活，都會盡量提升快縮無氧代謝能力，而避免任何可能讓身體朝向耐力適應的機會。換句話說，他們會盡全力避免白肌轉換成紅肌。關於肌肉纖維轉換的相關研究也證實，人體確實有能力「教導」肌纖維具備特定的肌力形式。這些運動員的訓練方式，也會促進特定肌纖維運動單元的神經爆發能力以及代謝能力。

下一層的檢測就相當偏向質化檢測。教練會知道哪些運動員比較偏向爆發力、哪些運動員比較偏向耐力，畢竟這兩種運動員的特性完全不同。教練必須做出對的決定，讓運動員的肌力和爆發力發展，能夠與耐力和連續出力的能力平衡。也就是說，就算是力量型運動員，也要具備足夠的耐力，才能在動作品質良好的情況下反覆執行復健動作，以及在訓練時做到足夠的反覆次數。教練的成功與否，就取決於這個「調控」的能力。

檢測時的對話

做檢測的時候，我發現只要問運動員幾個關鍵問題，就可以得到相當準確的答案。關於受傷史和疼痛機制的問題顯然相當重要，但也有許多其他問題可以引導訓練計畫的安排。舉例來說，我會問：「你屬於天生快速的運動員？還是天

生強壯的運動員？」他們都回答得出來。接下來我可能會問：「你覺得自己的爆發力或耐力哪一個比較好？」希望他們不會回答爆發力弱、耐力又好，這樣要改善就有點麻煩了！如果你是教練或醫師，就會發現這種方法可以得到相當準確的評估，藉此理解運動員對自己優勢和劣勢的認知，讓你後續的檢測更有方向。

檢測還是訓練？

我們應該把每個訓練動作都當成檢測，因為訓練動作都能告訴我們自己是否進步、或是否需要退階。請持續精進動作技巧，才能同時達到傷害預防和表現進步的平衡效果。

第 3 步驟：擬定訓練計畫

我們已經整理了運動對身體能力的需求（以健力運動為例），也針對個人身體能力優缺點進行評估，現在的任務是比較第 1 步驟和第 2 步驟列出的清單。我們要尋找的重點，是該運動有需求但運動員卻不具備的身體能力特質，而這些特質就會是訓練計畫的重點。此外，我們也會提供一些訓練動作，來提升運動員抵抗傷害的能力，為無痛訓練打造更好的基礎。選擇訓練動作來建立訓練計畫的過程中，必須考量幾個因素，包括個人目標、效率、受傷史、年齡和體能程度等等。訓練計畫要實際，要符合個人需求，也要讓我們在改善身體弱點後能夠有持續進步的空間。

值得注意的是，提升運動能力不一定會讓運動表現進步。舉例來說，我們的研究（Moreside and McGill, 2013）發現，用標準的靜態動作來訓練髖關節活動度，效果並不會遷移到運動時的動作模式，而是必須重新學習。也就是說，多數提升活動度的動作，必須配合運動場上實際會執行的技術，才會有效。我們稍後會討論課表設計的特定策略。

最需要的技術	有效的訓練動作
平衡	單腳站立、斜塔、槓鈴的不對稱負荷、槓鈴上吊掛彈力帶負荷
等長核心耐力	核心大三、攪拌式、伏地挺身後將雙手走向雙腳、倒提壺鈴行走
能透過放鬆借力的全身耐力	小藥球直升機、跨步彈跳、超大重量臥推、等長核心呼吸法練習、胸椎伸展
爆發速度	敏捷性訓練、繃緊和放鬆交替的借力動作、抓舉
腳步	胸前抱大袋子行走
握力	雙手輪流拉繩
活動度	本體感覺神經肌肉誘發（Proprioceptive Neuromuscular Facilitation）球窩關節伸展、整合全身筋膜
適當的比賽動作技術	針對弱點設計訓練動作

針對比賽需求來打造訓練計畫：要擬定訓練計畫，就要先了解運動對身體的需求，並了解運動員的身體能力是否符合這些需求，再針對弱點進行訓練，才是有效率的辦法，也才最能夠提升運動表現。這種思維模式，與傳統肌力、肌耐力、活動度的訓練計畫很不一樣。

最後注意事項

　　做任何動作時的受傷風險，取決於運動員當下的身體能力。本章討論過的各種檢測動作，有助於找出運動員身體能力的優勢和劣勢，讓我們找出運動員真正需要的訓練動作。這整個過程並沒有捷徑，但厲害的教練有辦法透過科學證據和經驗法則，找出運動員應該在何時執行多少的訓練量，並決定反覆次數、負荷和訓練頻率等等變因。我們將在後續章節分享打造漸進式訓練計畫的更多概念。以下幾點是我和布萊恩透過研究和摸索得到的觀念，相信可以幫助你改善弱點，並將復健計畫轉換成訓練計畫，達到最佳的效果。

1. 還在傷害恢復階段時，訓練的時間要縮短。疼痛開始減緩、運動員重新展開肌力訓練的時候，會很想要立刻回到以前的訓練強度。請抵抗這個誘惑，把眼光放遠一點。剛回到重訓室的時候，是重新打造健康身體，養成良好習慣，並避免再度受傷的關鍵時刻。要在訓練中帶入新動作的時候，短時間的高強度訓練是很有效的做法，不過建議先提升動作品質，再慢慢提升負荷和反覆次數。話說回來，前蘇聯的訓練方式與我們的建議相當不同。他們會加到很重的重量，並只做 1 下反覆次數，休息 1 分鐘後再做下一次動作，並重複 4-6 次。神奇的是，這種方法還真的對某些運動員很有幫助。不過，要注意的是，曾受過傷的運動員使用這種方法時，要避免高風險的主要傷害機制。舉例來說，如果運動員的疼痛型態是對壓迫較為敏感，例如脊椎常受到垂直負荷的健力運動員，使用的負荷就必須遠低於足以打開疼痛開關的強度。對這些運動員來說，初期的重點是在這個多組的單一反覆次數中，維持最佳的動作品質。

2. 不管是復健還是提升表現，每個人適合的訓練量都不一樣。請避免讓團隊中所有成員都採用相同的訓練計畫，畢竟個人的當下能力和需求都不同。一個運動員的基礎動作，對另一名運動員來說很可能是進階動作。

3. 對身體的敏銳知覺（如果有經驗豐富的教練就更好了）是在訓練中觀察技術是否正確維持的關鍵。每次訓練都要錄影，事後也要回顧檢討。如果動作技術開始走樣，通常表示應該先暫停。疲勞產生時，技術通常會開始走樣，此時如果再不停止，就很容易受傷。身體能容忍的訓練量每天都不一樣，所以訓練計畫也不該一成不變。

4. 計畫訓練週期。如果目標是減緩疼痛，訓練週期應持續 2 週，這樣才能以系統性的方式監控進步，並作出適當的調整。目標變成提升運動表現後，就可以嘗試 3 週的週期（3 個 3 週的週期，總共 9 週）。舉例來說，可以嘗試 3 個 3 週的小波動。第 1 週使用一定的負荷，第 2 週提升附和或訓練量，第 3 週降負荷（deload）。這種 2 週上 1 週下的訓練方式，可以重新評估並提升身體能力和心理狀態。

5. 要考量年齡和身體的使用程度。運動員生涯早期訓練越努力，後面幾年身體所剩的燃料就會越少。當然，訓練模式太極端是最大的影響因素。如果你不明白意思，只要看看需要關節置換的都是哪些人就好：這些人不是訓練太努力，就是幾乎不訓練。而不管是哪一種，他們的訓練年齡都比實際身體年齡還老。要知道，訓練年齡和身體年齡是很不一樣的。

6. 目標要實際。不要想著把聖伯納犬練得比靈緹犬還會跑，到頭來你只會把聖伯納犬操壞而已。如果你的肢段比例和關節構造就是不對，硬要加重只會帶來傷害。要知道頂尖運動員往往都是天選之人，而聰明的人都明白，訓練的目標是健康，一旦達到健康後，最重要的就是維持。

7. 起點不重要，終點才是重點。很可惜我們「當年」都不明白這個道理。穩定且持續的進步才是王道。

8. 決定自己是為了健康而訓練，還是為了成為運動員而訓練，健康程度和受傷機率，會取決於你選擇的方向。要成為運動員，就必須比練健康的犧牲更多。所謂的犧牲可不只是付出體力和遵守紀律而已，任何經歷過有賽季或無賽季運動員生涯的人，都知道運動員的付出全年無休，是一種生活型態。如果真的想成為運動員，就要作好生活型態徹底改變的準備，否則還是練健康就好。

9. 著名的背痛醫學博士弗拉第米爾‧揚達（Vladimir Janda）曾經說過：「花點時間檢測，可以為訓練省下很多時間。」

10. 擁有「基礎肌力」後，動作技術更重要。不過，前提是要有基礎肌力。

11. 丹‧約翰曾經說過：「檢測不要停，每天都要做。」

12. 美國大力士保羅‧安德森（Paul Anderson）曾經說過：「屁股越大的人，能夠舉起越大的重量。」

13. 丹‧約翰曾經針對訓練的藝術和科學成分講過一句話：「聰明使用科學研究，但要先相信爺爺奶奶講的話。」。我做過的研究和發表過的文獻非常多，基本上沒什麼人能跟我比，我協助過成功復健並回到頂尖水準的運動員更多，也沒什麼人能跟我比。過程中我犯過不少錯誤，也從其他科學家、醫師和教練身上學到很多。我敢說，如果沒有同時具備實務界和科學界的經驗和知識，我沒辦法達到今天的成就。很多人會覺得引用一篇科學研究很厲害，但如果要得到真正的智慧，並真正精通某一領域，就必須同時考量科學研究和經驗法則。

14. 嚴格飲食和嚴格鍛鍊就像魚與熊掌，不可並行。比賽前夕不應拿某種飲食法或鍛鍊法來作實驗，而是應該嚴格遵循已知有效的辦法。

第 10 章

打造無痛又能提升韌性的
訓練計畫

PROGRAMING: BUILDING THE FOUNDATION FOR
PAIN-FREE AND RESILIENT TRAINING

每一位力量型運動員，都必須能夠將軀幹繃緊，同時讓四肢做出具有力量的動作。這種協調能力，必須透過基礎核心訓練、並搭配特定動作型態的肌力訓練（推、拉、行走、蹲、抓握等等）才能達到。對有些人來說，運動員式的呼吸和在大重量負荷下維持核心繃緊的能力，是最重要的部分，有些人則傾向在核心受到壓迫時閉氣。相關的考量因素很多，而我們也將在本章的最後提供一些觀念和動作，協助讀者加強這些基本能力。

在健力和大力士訓練中，一切都是權衡的結果，我們必須明白魚與熊掌不可兼得的道理。要從事健力運動，就必須提升身體剛性，來增加身體承受負荷的能力。剛性較強的關節代表力量較強，意思是力量型運動員會相對比較不擅長瑜伽這類以柔軟度為主的運動，甚至連做瑜伽都會增加受傷風險。瑜伽會讓關節周遭的膠原結締組織變軟，帶來更多柔軟度和活動度，與肌力互相衝突。其實任何菁英運動員都必須在所有「運動能力」作出權衡，選擇自己運動項目所需的能力。以健力運動來說，若要成為菁英健力選手，犧牲最大的就是柔軟度。

要成為菁英大力士選手，要犧牲的可能更多。要做到負重行走和較多反覆次數的動作，需要更好的肌耐力。但問題是，有氧耐力代謝提升慢縮肌運動單元的能力時，會犧牲快縮肌運動單元的進步。所以大力士運動員的目標，是要訓練出剛好足夠的有氧代謝能力，又不要干擾肌力和爆發力的適應。要達到這樣的平衡，需要一定程度的天賦和努力。我們曾經提過達到這種能力的一個好辦法：俄羅斯和波蘭的訓練方式，會在早上和下午分別進行 1 次單一反覆最大肌力的訓練，訓練時間非常短，每組也都只做 1 下反覆次數。耐力的提升則在較後面的訓練階段才執行，方法是讓單次訓練時間持續更久。這種訓練方式可以讓運動員在

大力士比賽多個項目中更容易成功，因為可以提升運動員慢縮肌纖維的耐力，同時又不會過度犧牲快縮肌纖維輸出力量的能力。

所有人都需要的動作

打好基礎：剛性和軀幹壓力

　　讓運動員的身體「準備」好面對訓練，並提升訓練耐受度的動作，是每個訓練計畫中不可或缺的部分。我們不建議做那些把身體能力「用盡」的動作，而是使用核心大三來提升訓練耐受度。這些動作不會讓身體過度疲勞，而會加強身體各部位的連結。具體來說，這些動作可以提升身體剛性，讓身體以更正確的排列和方向，來承受更多的訓練負荷。我們的研究顯示，這些動作可以讓核心產生自然的穩固效果，在訓練後好幾個小時都能繼續維持。修正版本的核心大三是：

1. **改良版捲腹**
2. **側棒式**
3. **四足跪姿鳥狗式**

　　我們的研究顯示，標準核心大三比起其他動作，對背部的壓力更小，而且更能有效提升肌肉力量、穩定性和控制能力。對某些人來說，這些動作甚至可以變成一種隱形腰帶，在做完動作後的幾小時之內，都還有減少或預防關節細微動作和控制疼痛的效果。以下我們調整了這些動作，來符合力量型運動員的需求。

　　執行以下訓練動作時，必須找到最適合自己程度的維持時間、組數次數，然後再慢慢進步。一開始建議先在各姿勢維持 10 秒，並使用我的「遞減金字塔」模型來安排組數次數。建議用短時間的反覆等長收縮來提升肌耐力，也就是請避免動作維持時間超過 10-15 秒。

熟悉「核心大三」之後，就可以開始執行更進階的版本。現在各位讀者應該也已經發現，本書每一章都會提供一些基本知識，讓你更容易理解下一章的內容，而本章的「核心大三」也不例外，接下來幾章的動作是否能夠順利執行，取決於本章基本動作的熟悉程度。

核心繃緊訓練的要訣

1. 每天都要練習這些動作。

2. 如果曾經有背部疼痛的狀況，要避免在起床後立刻執行這些動作。最理想的時機，應該是接近中午至晚餐之間的時間，而如果當天有安排肌力訓練，建議先做完核心繃緊訓練之後，再立刻做肌力訓練。對多數人來說，睡前執行這些訓練，並不會帶來特別的好處。

3. 每次訓練中選擇適當的劑量非常重要。一般來說，建議先從每邊 3 組 3 下（維持 10 秒），之後再慢慢進步到 5 組 10 下。

4. 執行動作的過程中，要將腹部吸飽氣穩固繃緊，不要縮小腹。穩固好整個核心肌群可以降低疼痛。一個很好的辦法，是將手指放在腹外斜肌的地方，並想像用腹部的肌肉把手指推開。

5. 盡量將脊椎維持在中立位置，只有肩關節和髖關節可以產生動作，脊椎不行。

6. 控制呼吸來促進身體剛性，然後再改變呼吸模式以提升力量，方法是稍微打開嘴唇，讓空氣能透過這個小孔吐出去，然後集結整個肺部的空氣，慢慢發出「嘶嘶」的聲音。你沒看錯，就是整個肺部的空氣。這樣可以有效提升軀幹剛性，發揮出更多力量。如果想學習更多相關技巧，可以閱讀帕維爾·塔索林的名作《帕維爾硬派腹肌訓練法》（堡壘文化出版）。

利用俄式遞減金字塔來設計組數次數

這個相當聰明的訓練系統，可以讓我們在不累積疲勞的狀況下，以適當的組數次數提升核心剛性，同時有助於我們每 10-15 秒讓氧氣和乳酸恢復平衡，並透過避免過度挑戰有氧能量系統來維持肌力水準。我從俄羅斯的大師身上學到這個系統，因此命名為俄式遞減金字塔。

一般來說，我們會執行 3 個訓練組，每一個反覆次數持續 10-15 秒。第 1 組執行 6 次動作，每次動作之間短暫休息幾秒，每組結束後休息 10-20 秒後，再進行下一組動作。第 2 組的反覆次數會降低，通常比第 1 組少 2 下，所以以本範例來說，就會是 4 下，全部做完後再休息 20 秒。第 3 組再比前一組少 2 下，因此就會是 2 下。3 組都做完後，就可以用相同的遞減金字塔來執行下一個動作。

麥吉爾的核心大三

捲腹

動作準備：在做捲腹時，腰椎不應該產生動作。先仰躺在地上，雙手交疊放在腰椎下方，這個姿勢可以避免腰椎過於平貼地面，以此減輕下背部壓力，同時增加剛性。一隻腳往前伸直，另一隻腳則屈膝，腳掌踩地，腳掌位置大約位於伸直腿的膝蓋旁邊。

捲腹技巧：刻意繃緊腹部的肌肉，將雙手手肘抬離地面，「飄浮」在身體旁邊，雙手手掌持續放在腰椎下方。維持中立脊椎（包括頸部），並微微將頭部

和肩膀抬離地面，避免往前方「彎曲」，這時候的感覺會很像把臉抬向天花板，而不是坐起來，過程中請盡量讓頸部（頸椎）和下背部（腰椎）保持不動，也要在執行動作時練習深層的腹式呼吸。越做越順以後，就可以轉換成爆發力呼吸。我們稍後也會介紹壓縮式呼吸。

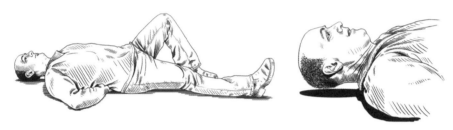

捲腹。先將雙手（手掌朝下）放在腰椎下方，手肘稍微抬離地面。將腹部肌肉收緊穩固好，穩固程度視即將面臨的阻力而定。頭部、頸部、肩膀稍微抬離地面，動作會非常小。請避免過度彎曲頸部，也不要將雙手放在頸部下方。

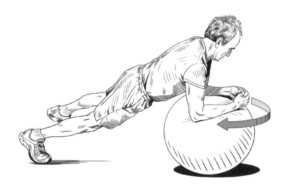

進階動作：攪拌式

側棒式

側棒式系列動作很特別，因為可以專門訓練重要卻常被忽略的額狀切面脊椎穩定肌群，也是少數能整合腰方肌和腹壁的動作之一。側棒式訓練脊椎的方式相當安全，因為其中一側脊椎肌肉產生動作時，另一側會保持相對「安靜」。此外，側棒式也會啟動很重要的闊背肌，並自動矯正額狀切面肌力的失衡狀態。

動作準備：身體重心放在右側，並讓右手肘、右臀部和右腿外側撐地。雙腳腳掌都放在地板上，上面那隻腳（左腳）放在右腳前面。

側棒式技巧：以撐地的右手肘輔助，將髖關節推離地面，直到完全以手肘和腳掌來支撐身體重量。上方那隻手可以放在髖關節上。

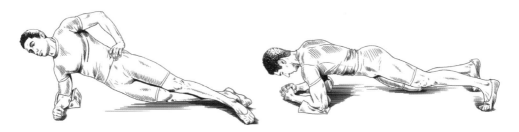

維持 10-15 秒後，轉回一般棒式維持 5 秒，再轉到另一邊側棒式維持 10-15 秒。請避免以骨盆帶動身體扭轉，因爲這樣會造成脊椎扭轉，記得要以正確的肌群展開動作。將肋骨鎖定並繃緊，保持與骨盆的位置平行，同時專注用闊背肌來讓身體產生動作。

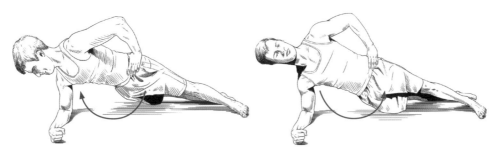

熟悉側棒式動作之後，就可以啟動腹壁中不同的神經肌肉分層，並用稍微進階的技巧來挑戰這些肌肉分層。具體的執行方法，是稍微將肚臍轉向地面，再往上轉向天花板，同時讓臉面對側邊。做這些扭轉時，另一隻手的手肘不能放在地板，並確保動作是從肩關節和骨盆產生，不要讓脊椎扭轉，且軀幹應全程維持穩定。

處方：做側棒式時，可以加入爆發力呼吸。

鳥狗式

這個動作不僅可以訓練腰椎和胸椎段的主要背部肌肉（最長肌、髂肋肌和多裂肌），如果執行方式得當，也會增加核心和背部的剛性和穩定性。

動作準備：先來到四足跪姿，透過脊椎的微幅彎曲和延伸找到「甜蜜點」，來到脊椎中立位置，也就是身體最穩定的姿勢。此時腰椎應該會有些微凹陷，而胸椎則會有些微拱起。確認脊椎中立、上半身和地面平行之後，屈曲髖關節，正下方的膝蓋垂直接觸地面。雙手手掌也要位於肩關節的正下方。適度繃緊腹部肌肉，控制好軀幹，同時確保動作只會產生於髖關節和肩關節。

鳥狗式技巧：完成動作準備之後，利用核心控制，將一側手臂和另一側的腿同時舉起，並伸直，來到與地面平行的高度。手臂不要高於肩膀，腿也不要高於臀部，目標是能在這個位置維持 10-15 秒。更進階的動作，是讓舉起來的手和腿在每次維持 10-15 秒後，回來輕輕擦過地面，再回到伸直的姿勢繼續維持。我們將這個動作稱為「掃地」，而產生動作的手和腿都不應有任何負重。動作全程請記得鎖定脊椎，只讓肩關節和髖關節產生動作。

可以將抬起那隻手的拳頭緊握，來進一步啟動上背部肌肉。如果要強化下背部、臀肌和大腿後側肌群，則可以試著將腳掌背屈（腳尖朝頭部方向），並將腳跟往後推。這個動作也能同時降低「髖部飄起」導致脊椎扭轉的機率。

掌握基本的「維持和掃地」動作模式後，就可以進階到「畫正方形」。先來到「維持」的位置，將拳頭往外側帶離身體中線，專心在手臂的伸展，同時讓對側的後抬腿做出相同的動作，一樣往外側帶離身體中線。接著，讓手和腿一起往下，平移到身體中線，再回到一開始「維持」的位置，畫出來的正方形每一邊都不能超過30 公分。只要記得動作全程握緊拳頭，就能大幅啟動菱形肌、闊背肌和下斜方肌。

處方：可以採用跟捲腹和側棒式類似的組數次數安排，來維持核心平衡。

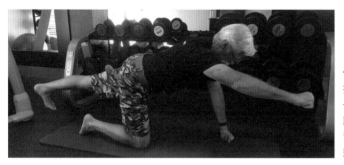

做鳥狗式的時候，有些人會把腿抬太高，造成脊椎扭轉。請不要一直想著把腿抬高，而是要「把腳跟往後推」。你也會發現這樣會讓背部、臀部和腿部肌肉得到更多刺激，也會提升軀幹張力。

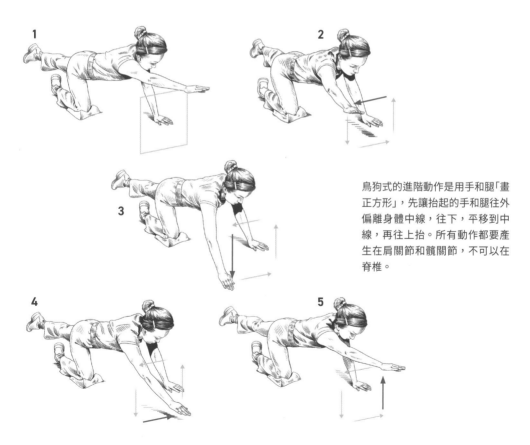

鳥狗式的進階動作是用手和腿「畫正方形」，先讓抬起的手和腿往外偏離身體中線，往下，平移到中線，再往上抬。所有動作都要產生在肩關節和髖關節，不可以在脊椎。

用核心大三來建立軀幹的平衡

我們針對不同族群的研究顯示，如果可以用組數次數合理的核心大三來平衡軀幹，身體出現傷害的風險較低，而且在健力等對稱型運動的表現較好。舉例來說，如果你用 6 下、4 下、2 下的次數來做捲腹，在做側棒式和鳥狗式時，每側也都要用一樣的次數（例如第 1 組側棒式兩邊都做 6 下、第 2 組都做 4 下、第 3 組都做 2 下），3 個動作的進步幅度也應維持相同。

展開訓練計畫時，可能會注意到某一個動作特別不好做。請試著練習動作，讓 3 個動作在組數次數相同的情況下，維持一致的困難度。

建立肌力基礎的基本動作模式

以下我們提供一些基本動作模式，協助打造無痛動作和提升肌力的基礎。這些動作模式可以讓身體自然地用更平衡的方式發力，同時改善身體各部位的連結，以發揮出最大力量。

拉系列動作

以下動作是拉系列動作的進階範例。

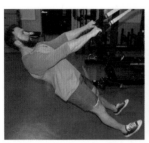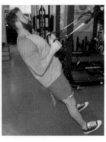

TRX 划船

這個動作在拉系列動作中相對初階，也可以承受較多訓練量。做動作時脊椎不會承受剪力，身體張力也相當輕微。執行動作時要將身體繃緊，肩膀往後往下收緊，雙手一開始手掌朝下，往上拉時手掌來到鎚握姿勢，並試著將握把往腋下拉近。

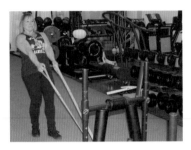

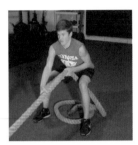

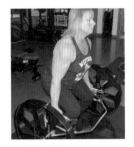

拉雪橇
身體繃緊，用膝關節的力量往下推。
眼睛不要往下看，而是要稍微抬高頸
部，並將視線維持在一個定點。

拉粗繩
這個基本的雙手拉繩動作，
可以檢測並訓練握力。

菱形槓硬舉
用大車輪做菱形槓硬舉，可以讓身
體承受必要的壓力，而較高的起始
位置也讓這個動作可以承受較多的
訓練量。你可以自由選擇起始位置
的高度。當然，將一般槓片墊高，
也可以得到類似的效果。

推系列動作

我們已經介紹過半程臥推和矯正式壺鈴推舉，現在建議加入推雪橇。

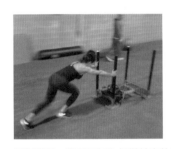

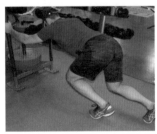

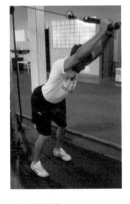

推雪橇時，雙手要握在相對較高的位置，讓推力沿著脊椎往前延伸。
雙腳不要踩到髖關節之前，否則速度會變慢，背部壓力也會變大。最
後注意全程維持中立脊椎曲線。

前側鏈推舉
只透過髖關節絞鏈產生動作，此時
整個前側鏈都會用力繃緊。對於不
會因為脊椎遭受剪力而打開疼痛開
關的人，這是一個很棒的基礎訓練
動作。

髖絞鏈動作

執行這類動作之前，建議先檢測髖關節，來決定屈髖的深度，及雙腳適合的寬度。關於這點，可參考我們前面提過的髖關節檢測和骨盆扭轉檢測。有些傷勢剛恢復的運動員，從手拉繩髖伸這個動作，就能達到不錯的進展。我們會在第三部和第四部進一步討論力量型運動員所做的蹲舉。如果傷後恢復不久，可從菱形槓開始，再慢慢進展到安全深蹲槓、前蹲舉，最後再做背蹲舉。有些人會覺得壺鈴擺盪很有幫助，但前提是做趴姿失穩檢測（prone instability test）時不會觸發疼痛。（詳見《下背疾病》，但這個檢測應由經過專業訓練的醫療人員執行。）

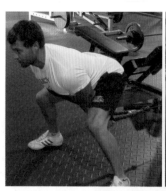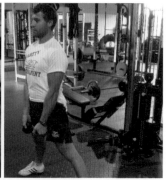

手拉繩髖伸是一個很棒的髖絞鏈訓練動作。

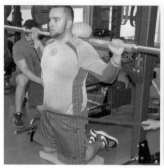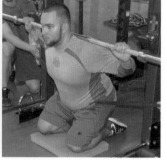

跪姿彈力帶髖伸透過彈力帶提供阻力。

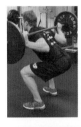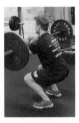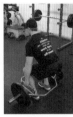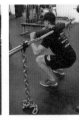

背蹲舉對背部和髖關節的壓力大於膝關節，前蹲舉對膝關節的壓力則大於背部和髖關節，菱形槓和安全深蹲槓則較為平衡。建議根據目標和身體容忍程度來選擇適合的動作。

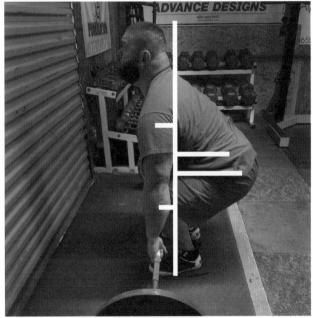

關節到發力點的水平距離越長，關節所受的壓力就越大，因此需要更大的力量。

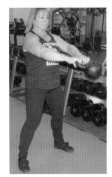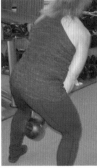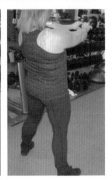

壺鈴擺盪究竟是怎樣的動作？其實它可以訓練到蹲舉所需的髖絞鏈，也能訓練握力，降低軀幹扭轉，提升核心穩定，甚至改善有氧能力，是非常全面的綜合訓練動作！但是如果曾經受傷，請先通過脊椎前彎不穩定檢測，再執行壺鈴擺盪。

平衡

　　以下訓練動作都可以提升身體平衡的能力。平衡是一個很重要的技能，讓身體在承受負荷的情況下維持良好的關節位置。建議的平衡訓練動作包括單腳站立（眼睛先睜開再閉起來）、「大腳」抓地（訓練腳趾和腳跟抓地）、斜塔、動態踏步（有紅綠燈來指示何時該啟動和停止）。

負重行走

　　透過負重行走來提升額狀切面肌力相當重要。通常建議從單手負重行走開始，再慢慢進階到農夫走路和倒提壺鈴行走。

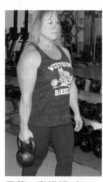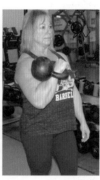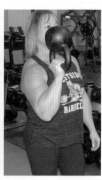

雪莉‧惠坦姆（Sheri Whetham）示範單邊負重行走、架槓負重行走和倒提壺鈴行走的進階。

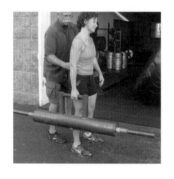

許多大力士也會用負重行走來輔助額狀切面的核心穩定性和握力。

力量型運動員的活動度

　　有些活動度訓練動作可提升特定運動員的表現。以下我們將比較胸椎的 2 個問題。有些人會「過度挺胸」，每次用力時都會抬起胸口，並讓胸椎伸展。脊椎在這種情況下，可能產生不適感或疼痛，就算沒有不適或疼痛，也會降低力量

表現。之所以會有這種動作，可能是因為多年的習慣，或純粹動作品質或教學品質有問題。另一種問題是過度「凹陷」，會出現在脊椎過度彎曲呈現後凸的人身上。所以胸椎總共可能出現 2 種問題，一個是過度彎曲、另一個則是過度延伸。如果屬於過度彎曲，我會建議使用第 9 章討論過的胸椎伸展動作來提升活動度。

挺胸過度者的矯正動作

現在介紹一個以仰臥姿勢執行的動作，我以卡雷爾·李維特（Karel Lewit）來命名。這個動作會教我們軀幹壓縮，控制脊椎曲線，以及爆發力呼吸。學會以後，就可以在避免過度挺胸的情況下，穩固核心讓身體準備好承受負荷。

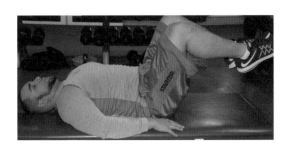

「李維特動作」的起始位置是仰躺在地，雙腿屈膝，並將身體重量放在薦椎上，前後調整背部的位置，做到中立腰椎曲線，並在動作全程都維持這個姿勢。正常吐一口氣後，就準備開始動作。噘起嘴唇，留只夠讓氣可以吐出去的小孔。現在把肺部所剩的空氣全部吐出去，同時用力抵抗嘴唇小孔的壓力，這個動作可以將胸椎往下拉，將核心繃緊。重複執行數次呼吸。

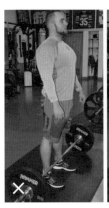
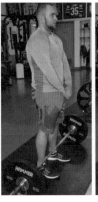
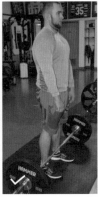

接著以站姿來做相同的動作。原本「過度挺胸」的訓練者比較無法集中力量，但現在他已經學會以爆發力呼吸來壓縮軀幹。做爆發力呼吸的時候，要記得維持住嘴唇的小孔，將肺部的空氣透過小孔吐出去，同時把肋骨往下拉。將注意力放在腹肌、胸大肌、闊背肌，以輔助軀幹的張力和剛性。下次吸氣時，空氣會填滿肺部，但軀幹還是維持繃緊。

如果你一定要做有氧的話……

有些力量型運動員會認為自己必須做有氧。如果真的要做，跳繩是個很棒的有氧訓練。做動作的時候，要全程繃緊軀幹，想像身體是一個「全新的彈簧」。除了繃緊身體，每次轉動繩子時，都要盡量限制手腕的動作。許多年以來，很多拳擊選手都從這種跳繩方式獲益良多。

入門計畫範例

布萊恩會在第三部來分享他的訓練計畫，不過現在我們也分享一個好用的簡短計畫，可以當作入門課表。

1. **降低疼痛敏感度：**
   a. 練習不要用脊椎來做動作：髖絞鏈蹲舉
   b. 核心大三：以遞減金字塔做 10 秒的姿勢維持，兩邊分別各做 5 下、3 下、1 下。
   c. 髖關節、肩關節和胸椎活動度的動作
   d. 間歇行走：每天行走 3 次，每次 15 分鐘。若覺得太簡單，可以做怪獸走路、倒退走路、上坡走路等進階動作。

2. **建立無痛訓練的基礎：**
   a. 暖身
   b. 推系列動作：站姿深蹲架伏地挺身
   c. 拉系列動作：直背 TRX 划船
   d. 負重行走：壺鈴單手負重行走、倒提壺鈴行走
   e. 硬舉：手拉繩髖伸

卡羅爾的訓練計畫和
進步時程表
BRIAN'S PROGRAM AND
PROGRESS TIMELINE

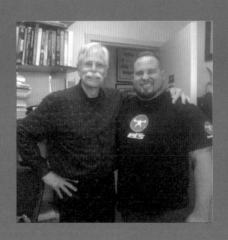

這裡分享了運動員重建脊椎健康的生命故事，以及重新打造
訓練計畫和進步的過程。布萊恩每天和每週的進步都有記錄
下來，同時附上個人心得和評論。在這個過程中，布萊恩不
僅重拾以前的肌力水準，更超越了受傷前的最佳成績。布萊
恩的故事，可說是第二部訓練計畫安排的教科書級範例。

第 11 章

重新打造一名力量型運動員
THE RE-INVENTING OF A STRENGTH ATHLETE

卡羅爾繼續他的故事

2013 年的 5 月，我回到佛羅里達後，展開了全新的生活。當時我終於明白自己一直以來都在虐待身體，感覺好像小時候在學校打開了眼界一般。我從加拿大回家下飛機時感到自信滿滿，因為我確信自己找到了解決方法。但我後來發現，與麥吉爾教授的會面給我更多意外的收穫。

當時我心中萌生了一個計畫，讓我重新找到了精力和決心。這幾天下來，我日常生活的動作品質比以前更好、神經也得到恢復，我也感覺身體更強韌了一些，而這些正向的感受，讓我更加有決心和動力繼續往前進。

本章的內容是由部落格貼文、訓練日誌、評論和一些突發奇想的內容組成。這些內容都是在這 2 年寫出來的，而我在這 2 年很幸運地讓疼痛逐漸趨緩，肌力一步步返回以前的競賽水準。

2013 年 7 月 20 日

我今天得到許可，終於可以再次開始訓練。不過我必須小心謹慎，因為受傷的部位正慢慢結痂，我也必須在訓練後取得足夠的恢復。我會讓肌力慢慢進步，慢慢回到我先前的水準。幾個月後，我會更了解我在第 3 階段（編注：此為卡羅爾的重返顛峰表現階段，第 1-2 階段為第 8 章的傷後恢復階段）的進展狀況，而我也計畫在 2014 年 3 月參加阿諾 XPC 健力比賽。

2013 年 8 月：計畫調整

我對我的訓練計畫做出調整，準備重回顛峰表現：我把訓練分為 3 個主要訓練日和 1 個額外恢復日。我把這種訓練分法稱為「複合訓練日」，在 1 個訓練日中結合了蹲舉和硬舉，畢竟傳統的 3 日訓練計畫中，第 1 天是做蹲舉、第 2 天

臥推、第 3 天硬舉，這樣在蹲舉和硬舉之間只隔了一點點時間。才剛結束上一週的硬舉，這週馬上又要開始訓練蹲舉，對身體的負荷有點太大，對於訓練年資較久、累積疲勞也較多的人，更是如此。於是我的訓練畫慢慢變成以下這樣：

週六：第 1 日蹲舉和硬舉

週日：休息日 24 小時的恢復

週一：第 2 日臥推

週二：休息日 24 小時的恢復

週三：第 3 日蹲舉和硬舉的輔助動作

週四：休息日 24 小時的恢復

週五：第 4 日緩衝日。我會在這天做額外的核心訓練，也會補足一些沒做完的事情，例如處理髖關節和胸椎活動度，並試圖讓肌肉充血和做額外的雪橇推拉等等。我都會用很輕快的節奏來做，最重要的還是恢復。

第 3 階段（返回顛峰表現）的注意事項

我依照指示，重新開始訓練時只使用空槓，也就是每個動作的負重都只有 45-55 磅（20-25 公斤）而已。要知道，在 6 個月前的 2013 年 3 月，我還在比賽中完成超過 1,100 磅（499 公斤）的蹲舉呢！不過，這時我已經不再受制於自尊心，而且還能訓練對我來說已經難能可貴，我對空槓訓練的慎重，可比再度打破世界紀錄一般。即使在復健初期，還在做酒杯式深蹲，我使用的也是健身房中最輕的壺鈴，只有 12 公斤而已。換句話說，我根本就是砍掉重練。訓練計畫逐步完成、身體也慢慢進步之後，我就逐漸開始在訓練中加入比賽的姿勢動作（例如從墊高的硬舉慢慢回到比賽高度的硬舉）。

2013 年 9 月：新目標

　　重新成為一位健力選手後，我把目標放在 2014 年的阿諾盃，並努力重返顛峰。其實這場比賽距離我和麥吉爾教授一起擬定計畫的時間，沒有超過 1 年（其實只有 10 個月）。我運用了第二部麥吉爾教授所解釋過的原則，但這次我在肌力訓練特別為自己設了一些限制，並在計畫中結合了麥吉爾教授和我分享的知識。過去我只有在想到的時候才會遵循這些守則，但現在我以運動員的嚴謹精神，時時刻刻嚴格遵守。

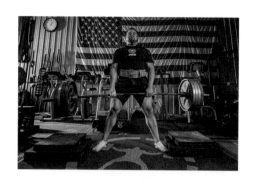

　　除了重返顛峰的打算，我的體重也飆破 295 磅（134 公斤），之前的最高體重也只有 285 磅（129 公斤）而已！看來我的體型也感受到我的決心了！

準備重返顛峰的健力選手！當時我的墊高硬舉已經可以超過 400 磅（181 公斤）了。

2013 年 10 月：返回滑鐵盧大學

　　我在第一次諮詢完的 6 個月後，於 2013 年 10 月底回到滑鐵盧大學。這次的會面相當順利，麥吉爾教授也對我恢復的情況相當驚喜。他再次對我實施各種檢測和評估，並與之前的狀況比較，後來也教我一些「老前輩」的經驗，並跟我分享如何在全力恢復的過程中，維持預防傷害的能力。

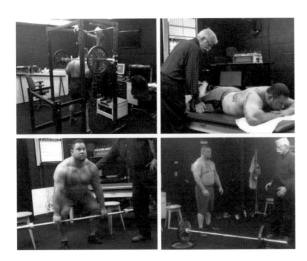

這 2 次與麥吉爾教授的會面，分別是在 2013 年的 4 月和 10 月，很明顯我的體型有不小的差異。至於孰好孰壞，稍後就會分曉。

2013 年 11 月：會面之後的 5 個訓練週

我重新開始肌力訓練，朝著贏得 2014 年阿諾盃健力比賽的偉大目標前進。我的肌力和動作模式大致上都照著我的預期進步，而且多虧之前的核心基礎訓練，我蹲舉的信心和力量幾乎已經完全恢復，我的穩定性比以前大大提升。我的臥推也因為額外的肌肉量和體型，恢復得比想像中更快。不過，硬舉可就沒那麼順利。我發現自己很難從槓鈴在地上的位置繃緊核心，所以總覺得硬舉做起來很奇怪。

我在賽季前訓練的最後，用一次自我測試來提升自己的信心，當時我做到了蹲舉 750 磅（340 公斤）、臥推 500 磅（227 公斤）和硬舉 600 磅（272 公斤）。我想我已經準備好轉換到 10 週的顛峰週期，而且相當有動力面對之後「真正」的考驗。

2014 年 1 月：阿諾盃倒數 10 週

我的備賽過程有好的開始，蹲舉的進步神速，很快就回到 1,000 磅（454 公斤）以上。現在回想，似乎真的有點太快。而我當時的體型，也讓臥推進步的速度比以往更快，很快就輕易做到 600-700 磅（272-318 公斤）的重量。但是硬舉還是有點問題，我之前受的傷足以「終結運動員的生涯」，而我的硬舉受害最深，我感到相當挫折。

2014 年 3 月之 1

我為 2014 年阿諾盃健力比賽作了明智的抉擇，我決定不再受自尊所困，也得到新的體悟。我將這陣子的恢復過程都詳細記錄下來，也將與麥吉爾教授 2 次會面的一些影片公布出去，因此很多人都關注我的傷後復出。我在整個恢復過程都算相當高調，當然我把功勞都歸功於麥吉爾教授，而我也知道很多人希望我成功，也有很多人等著看我笑話。

我完全不在乎他人的看法，因為他人的質疑或否定會將我推到一個難以形容的極端。不過，我的經驗告訴我，聰明人都明白一個道理：你可以因為酸民和黑粉而更有動力、更積極追求目標，但不能讓他們決定你的目標，或改變方法和方向。

有些人過於積極證明酸民和黑粉的錯誤，最後把自己搞得很像無頭蒼蠅。他們急於證明別人是錯的，反而讓他人決定了自己的目標和道路，導致無法善用這些外在因素來達成自己的目標。

簡單來說，他們的目標和努力都受到酸民和黑粉的影響，最後迷失了自己。不要成為這樣的人，不要讓這些搞不清楚狀況的旁觀者影響你。我們可以善用這些人來提升自己的動力，但不要讓他們引領我們前進。

2014 年 3 月之 2：比賽日

　　準備上場前，我開始暖身，並在地上做鳥狗式。此時我發現身邊有很多竊笑和質疑的聲音。當時大家都瞧不起這種基礎的核心動作，殊不知現在全世界的健力運動員，很多人都在做這些「麥吉爾核心動作」。相信我，4 年前根本不會有人在賽前用這種核心動作暖身，因為大家都在滾筒按摩、伸展或根本不暖身！

　　很多人也注意到，我帶著前所未有的龐大體型參加比賽。我當天的體重是295 磅（134 公斤），而我上次出賽是減重後參加 275 磅（125 公斤）量級。我覺得自己的狀況很好，感到相當有信心。很多人已經一年左右沒看到我，畢竟我這陣子來都沒有比賽，而是將心思放在自己的身心健康上。

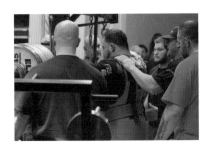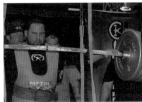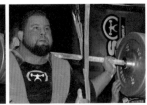

2014 年 3 月之 3：又要連滾帶爬拿獎牌？

　　比賽進行得相當順利，畢竟對當時的我來說，能回到賽場上就相當不容易。不過老實說，我在比賽時感到相當緊張，過程也相對保守。我最後的蹲舉成績是1,070 磅（485 公斤），對我來說相當輕鬆。雖然沒有破紀錄，但這正是我要的。臥推則相當順利，我以 825 磅（374 公斤）的成績打破自己的紀錄。臥推結束後，我不僅即將成功復出完賽，甚至也幾乎要再度贏得冠軍。感覺很棒！

臥推過後的 1-2 個小時，我開始感覺背部有點緊繃，很像剛開始復健第 1-2 階段那時候過於躁進的感覺。

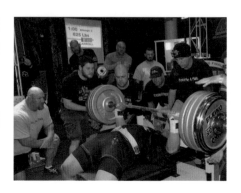

緊繃的原因，我認為是臥推時下背部過度伸展，以及蹲舉時些微的彎曲和伸展，應該很快就會沒事。

過了大約 1 小時後，我開始感覺不太對勁。但我還有硬舉要比，而我越把心思放在接下來的硬舉上，就越來越覺得我真的要好好思考接下來的決定，因為我隔年的健力生涯、甚至是我的性命，都取決於我接下來的決定！我不能再被情緒牽著鼻子走，絕對不要再重蹈覆轍。

2014 年 3 月之 4：靈魂拷問

準備開始硬舉時，我覺得硬著頭皮上場可能有些不智。做完我習慣的硬舉準備動作後，我試著楔緊，甚至還用了一些麥吉爾教授教過我和我自己在背部感覺不對時摸索出來的動作。輕微的伸展有時候挺有用，我會在硬舉的組間休息做靜態懸吊，讓自己來到「引體向上」的起始位置，而能讓髖關節確實伸展的鳥狗式也相當有用。但是，這些動作完全沒有改善我當時的狀況，甚至還讓狀況惡化。一切的感覺都很不對勁，我的背部顯然很有問題。我掙扎了幾分鐘，也知道當時該怎麼做，雖然我的硬舉只需要做到「輕輕的」700 磅（318 公斤），我就能贏得冠軍，然後開心回家。不過，我還是必須為接下來的人生著想，而且我也不願意讓這 10 個月來的努力功虧一簣。一場比賽的勝利，值得讓我拋棄這一路付出的努力和得到的寶貴教訓嗎？我不是已經答應過自己，要樹立「聆聽並善待身體」的典範嗎？當時我真的感覺時間靜止了下來。我的腰椎因為前面兩個比賽動作而感到相當緊繃，後來我試了 1 次 225 磅（102 公斤），才拉離地就放棄。

接著脫下我的比賽裝備，跟教練說我不拚了，並向他們解釋原因。我身邊的人都發現我變了，因為以前的布萊恩一定會咬牙硬撐，像一隻不斷撞牆的鬥牛犬一樣，完全不顧後果。

我還是想讓蹲舉和臥推的成績留下紀錄，所以我「象徵性」上場完成了 145 磅（66 公斤）的硬舉，讓我的成績能受到官方認可。然後，我就結束比賽。

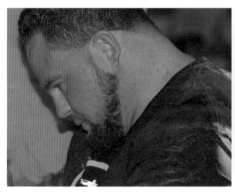
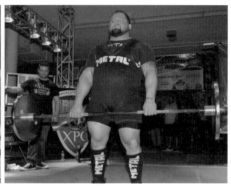

這是我人生最煎熬的一次硬舉

這麼多年來，這真的是我作過最艱難的決定，我竟然在這麼盛大的一場比賽中以這種方式結束！我當時的心情很差，也一直在思考。我永遠不會忘記這一天，也會永遠記得要一直跟身邊的人解釋，為什麼我就是不肯拉這區區 700 磅把冠軍拿下來。那天真的很難過，但我是個硬漢，難過的日子是成就我的養分。如果一直都順風順水，只會讓人軟弱。

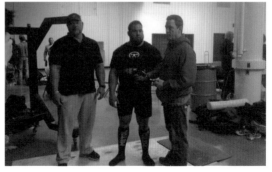

我和戴夫·泰特接受記者採訪（那時我一點都不想被採訪）

時間會證明我的決定是對的。堅信這點的我，告訴自己以後不要再草率作決定，而這個週末的阿諾盃我就盡情當個觀眾就好。

2014 年 3 月之 5：諮詢我的良師益友

「布萊恩，我真心為你感到驕傲。我當然希望你可以順利完成那場硬舉，但你所作的決定表示你已經脫胎換骨，成為一個真正有智慧的職業選手。準備健力比賽的關鍵是提升身體對負荷的耐受度，這點你在過去 10 個月已經做得很好，而現在我們即將邁入下個階段。休息幾週後，我們再來討論。」——斯圖亞特‧麥吉爾，2014 年 3 月

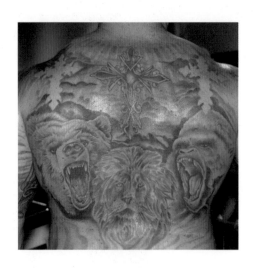

提升肌力和身體素質，並隨時視情況調整

讀者們必須明白的是，沒有什麼東西是線性的。從事肌力訓練的過程，身體會有一定程度的進步和退步，而我們在傷後復健以及後續的訓練過程，絕對不能太過急躁。為了興趣和健康訓練，以及為了成為世界級運動員而訓練，完全是兩回事。過程中一定會有挫折，麥吉爾教授在 2013 年 5 月就告訴過我，而我現在終於真正明白。現在回想，我一開始的受傷如此嚴重，傷後復健也才持續不到 10 個月，實在不該如此貿然展開完整的肌力訓練週期、甚至還為了比賽而衝刺。2014 年阿諾盃的失望之旅後，我們改變了方向，開始嘗試所謂的「大量日」。

我寄信給麥吉爾教授之前，感覺已經好很多，心中也已經有了新的計畫（不過跟他想的不太一樣）。我已經讓該有的情緒都走過了一輪，包括亢奮、失落、生氣、難過、樂觀，但我並沒有讓情緒影響我的決定。這對我來說是一個轉捩點，畢竟我距離冠軍如此接近，但我知道來日方長，而且有些地方需要調整。

2013 年我告訴麥吉爾教授我打算重返賽場，當時距離比賽還很遠，麥吉爾教授相當坦率地告訴我他的擔憂。他了解我的心態，擔心我會過於急躁，所以有了後續的協商。他也擔心 10 個月內就要達到比賽狀態，也許會讓我的身體無法負擔，畢竟我的恢復時間不算太長。

後來我們一起擬定了「大量日」的計畫，也就是在同一天中訓練蹲舉、臥推和硬舉，來複製比賽對身體的需求。一開始的訓練量和強度都相當低，先把基礎打好。先前提過，蹲舉時脊椎會有些許彎曲，臥推時脊椎會大幅伸展，硬舉時

脊椎會有彎曲和伸展。「大量日」的關鍵是 3 個動作都不要做太多或太重，讓脊椎練習承受這樣的負荷 1 週過後，再模仿比賽的要求來訓練。這樣的訓練量其實很大，而我對於各種訓練負荷的耐受度也越來越高。

2014 年 3 月之 6：訓練計畫

我在休賽期加入「大量日」的計畫如下：

週數	每週六 蹲舉／臥推／硬舉	每週一 蹲舉／臥推／硬舉的輔助動作	每週三 緩衝
10	蹲舉 5×5 （1 組大重量）	蹲舉輔助動作： b. 3×12 c. 2-3 組	本日內容會依照這週情況調整，取決於當下的恢復或身體特殊狀況。
	臥推 5×5 （1 組大重量）	臥推輔助動作： b. 3×12 c. 2-3 組	
	硬舉 5×5 （1 組大重量）	硬舉輔助動作： b. 3×12 c. 2-3 組	

「大量日」的訓練過程會像這樣：

週六：第 1 日蹲舉、臥推、硬舉，沒有輔助動作

週日：休息日 24 小時的恢復

週一：第 2 日蹲舉、臥推、硬舉的輔助動作

週二：休息日 24 小時的恢復

週三：第 3 日緩衝

週四和週五：休息日 48 小時的完全恢復，為週六的大負荷作好準備。

降負荷的休息日做一些這陣子已成為例行公事的事情，例如走路和核心訓練等等。

這個方法當然還需要一些調整，但我知道這就是我要的。經過 3 次的 3 週小週期和 1 週的測試（總共 10 週）之後，我對我的成績感到相當滿意，除了硬舉。過程中我沒有感到疼痛，但結束後還是會覺得有點緊繃和怪怪的，而且硬舉做起來沒有我想像中的爆發感。我知道似乎還缺了些什麼，而我即將以非常悲劇的方式找到它。

2014 年 5 月之 1：好友離世和我的反省

2014 年的 5 月，在阿諾盃健力比賽後的 2 個月，也是我在休賽季首次使用大量日訓練法後，我的好朋友鮑伯突然過世。當時他只有 42 歲，健康狀況看起來也還不錯，只是身材比較「大隻」一點而已（在我們這種運動員相當常見）。他的驟逝讓我相當震驚，而神奇的是，在鮑伯過世前的幾週，我還在跟我的訓練夥伴們笑著討論體重的話題。當時我跟他們說，拖著 295 磅（134 公斤）的體重走路穿過停車場，實在是有夠累，真懷念以前體重比較輕的日子。當時我突然頓悟了，我知道一直以來缺乏的東西是什麼了：我必須好好控制體重和飲食。

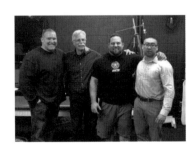

照片裡的 4 個人分別是已故的好朋友鮑伯・伊倫菲爾特（Bob Ihlenfeldt）、麥吉爾教授、我，以及班・李（麥吉爾教授的碩士學生）。

2014 年 5 月之 2：降回到 242 磅量級

　　我後來又打了通電話給麥吉爾教授討論是否要降體重，他同意了，並且說這樣會對我的整體健康比較好，也會提升我身體對負荷的耐受度。與麥吉爾教授商量過後，我立刻決定要過得更健康，並減去了 30 磅（14 公斤）左右的體重。我發現這樣不僅對我的健康比較好，也認為我的硬舉和整體動作表現都會變好，因為我之前的姿勢之所以不理想，很可能就是因為體型過於龐大。

　　西岸槓鈴（Westside Barbell）的創辦人路易·西蒙斯（Louie Simmons）一直提倡：「不斷爬升量級，直到硬舉開始出問題後，再把體重降回去。」

　　我發現這個方法實在相當有智慧，所以就義無反顧執行。

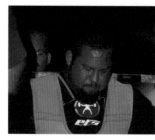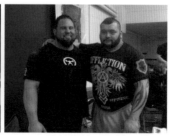

當時我的體重太重，健康狀況也不太理想，對身體造成很大的負擔。

2014 年 7 月之 1：改善飲食的發現

　　我在飲食投入了更多心思，並在訓練上看到明顯的成果。這聽起來應該不太意外，我開始吃得比較健康（戒掉汽水、甜點、點心等等很常見的垃圾食物），體重就開始下降。我在訓練計畫中加入更多體能訓練，整個人變得更有活力，也感覺自己更加健康，甚至連硬舉都進步了，之前那些奇怪的緊繃感也消失無蹤。我做所有動作時的爆發感（尤其是硬舉）都回來了，感覺甚至比受傷前更好！

這趟減重之旅大概花了我 15 週的時間，我的飲食變得更精簡，也更以運動表現為導向，同時也選擇了品質更好的食物。減重必須要有良好的自律，所以我開始自己準備食物，而非在路上看到什麼就吃什麼。本來我可以在不刻意增重或降重的情況下參加適當的量級，所以賽前可以想吃什麼就吃什麼，並視訓練的不同階段，把體重維持在 280-290 磅（127-132 公斤）。但是我後來發現，這樣的體重不僅是我背部出問題的原因之一，更會干擾我的恢復。當時我的生活和思緒太過混亂，根本沒想過，那些我看過的醫生從來沒有提醒過我要增加活動量，更沒有提醒過我應該要更照顧自己的健康、要適度減重，不要只關心訓練。他們看診時竟然完全沒有注意到這麼基本的事情！這些醫生的眼界太過狹隘，根本也不了解基本的脊椎生物力學，更不懂如何在不吃藥、不動手術的情況下讓人變健康。我後來確實減了一些體重，身體的活動感覺也變得更好，而這個改變我身體狀況的「虛擬手術」竟然「立刻」消除了我每天都會感到的疼痛。

2014 年 7 月之 2：檢測的機會

　　用平衡的飲食把體重從 290 磅（132 公斤）減到 260 磅（118 公斤）後，我發現日常生活變得更輕鬆、非賽季階段也能讓訓練每週都有進步。

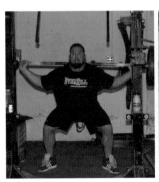 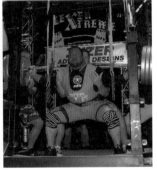

左邊的體重是 260 磅，右邊則是 290 磅。

　　我的體重在 270 磅（122公斤）以下時，身體感覺比較好，但如果體重超過 280磅（127 公斤），力量確實會快速飆升。不過到底孰輕孰重？不管我再怎樣強壯，如此巨大的體重還是會慢慢讓我的身體不堪負荷。

2014 年 7 月之 3：訓練計畫

為了準備 10 月的比賽，在休賽期稍微調整「大量日」的訓練模式如下：

週數	週六 蹲舉／臥推／硬舉	週一 蹲舉／臥推／硬舉的輔助動作	週三 緩衝
10	**蹲舉 6×2** （一組大重量） **臥推 6×2** （一組大重量） **硬舉 6×2** （一組大重量）	**蹲舉輔助動作：** b. 半蹲 3×6 c. 單腳早安 3×12 **臥推輔助動作：** b. 上斜啞鈴臥推 3×12 c. 法式彎舉 3×12 **硬舉輔助動作：** b. 槓鈴划船 3×6 c. 拉雪橇 300 碼	本日內容會依照這週情況調整，取決於當下的恢復或身體特殊狀況。

大致都和之前提過的大量日訓練法一樣，但每組的反覆次數減少、而總組數則變多。輔助動作是根據我的需求來選擇，並會在後面第四部解釋。

這個改良後的「大量日」訓練過程會像這樣：

週六：第 1 日蹲舉、臥推、硬舉，沒有輔助動作

週日：休息日 24 小時的恢復

週一：第 2 日蹲舉、臥推、硬舉的輔助動作

週二：休息日 24 小時的恢復

週三：第 3 日緩衝

週四和週五：休息日 48 小時的完全恢復，為週六的大負荷作好準備。

降負荷的休息日做一些這陣子已成為例行公事的事情，例如走路和核心訓練等等。

為 10 月比賽而做的 10 週休賽季「大量日」

1. 繼續每天訓練 3 項動作，來提升身體訓練耐受度，並給自己足夠的時間，畢竟我在準備 2014 年的阿諾盃時過於匆促。這次休賽季中我不需要太多的調整，就可以把一切都做好，畢竟我在這兩年實在學到了不少教訓。

2. 10 月的比賽只不過是一場實驗，我想知道調整了 2 個變因（大量日訓練和體重）後會得到怎樣的效果，而我也很清楚知道，要準備 2015 年 3 月的那場大比賽，我還有更多東西要調整。

　　我們可以跳過整個休賽季的過程，因為一切完全按照計畫進行。整個訓練週其中我都沒有感受到疼痛或奇怪的緊繃。「輕量化」的體態不僅讓我感覺更健康，也讓我的外型更亮眼，不過這只是額外的好處而已。真正重要的是，減重讓我再次回到競賽該有的狀態！

比賽前的「複合日」

週數	週六 蹲舉／硬舉	週一 臥推	週三 蹲舉／硬舉的輔助動作
10	**蹲舉**70%×1×5 **硬舉**70%×1×5 b.暫停深蹲 3×3 b.墊高硬舉 3×3	**臥推**70%×1×5 c.上斜臥推 3×5 d.麥吉爾單手臥推 3×10 e.法式彎舉、彈力帶夾 胸、農夫走路	麥吉爾引體向上 20 下 槓鈴划船 3×5 槓鈴聳肩 3×10 半蹲 3×5 單腳硬舉 3×10 單邊負重行走 攪拌式

2014 年十月比賽前的訓練安排如下：

週六：第 1 日蹲舉和硬舉

週日：休息日 24 小時的恢復

週一：第 2 日臥推

週二：休息日 24 小時的恢復

週三：第 3 日蹲舉和硬舉的輔助動作

週四：休息日 24 小時的恢復

週五：第 4 日緩衝（目標相同，之前曾經討論過）

10 週賽前顛峰階段

賽前顛峰階段的強度，可不是相對輕鬆的休賽季可以比擬。顛峰階段的刺激不能太多，卻也要讓身體有足夠的進步，來面對比賽的挑戰。對傷害的抵抗能力是一個權衡的結果，就像本書所列出的大部分觀念一樣。賽前的訓練量會比之前低很多，但強度會提高非常多，對身體的負擔也更大，尤其是脊椎。

在賽前的顛峰階段，我利用「複合日」訓練法，將蹲舉和硬舉放在同一天，但每 4 週降負荷以後（10 週下來就會有 2 次），我會安排一個「大量日」，讓身體模擬比賽當天的負荷，並使用與比賽相近的強度，強度比休賽季高許多。如此一來，就可以讓我清楚知道若以當時的狀況參賽，會得到怎樣的結果。經過休賽季後，我知道我一定可以達成自己的目標。這次距離比賽總共約有 6 個月的時間，一切都會水到渠成。

2014 年 8 月：比賽的三大目標

第一是主要目標：在無痛且沒有緊繃的情況下完賽，並以最佳的狀態做完硬舉，不要像 3 月那場比賽一樣。

第二是奢侈目標：贏得冠軍，並打破個人總合紀錄。雖然我已經一段時間沒有參加 242 磅（110 公斤）量級的比賽，但我知道應該有可能。

第三是更奢侈的目標：打破 242 磅的美國和世界紀錄。

2014 年 10 月

　　比賽日不知不覺就到了，一切都相當順利。幾個月的付出都有了回報，而我也準備好在 2015 年的阿諾盃強勢回歸。我三項的成績分別是 1,050 磅（476 公斤）、780 磅（354 公斤）、770 磅（349 公斤），是我在 242 磅量級首次超過 2,600 磅（1,179 公斤）的總合，甚至打破我在 2008 年受傷前在 242 磅量級總合 2,570 磅（1,166 公斤）的紀錄。

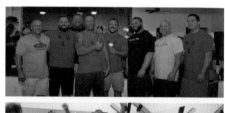

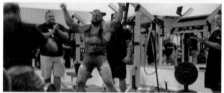

　　比賽過程中完全沒有疼痛，還打破了個人紀錄，更破了 242 磅量級世界紀錄。三個目標一次滿足，對我來說實在是相當振奮的一刻，但我知道我還要繼續努力。

2014 年 12 月：準備 2015 年的阿諾盃

　　10 月的比賽讓我對自己、我的背部和我的紀律產生無比的信心，而我也將在 11 月獲得休息的機會，讓我的脊椎和身體放鬆幾週。

　　這次的休賽季時間比較短，從 2014 年 12 月就開始，所以我無法用最理想的 10 週來做休賽季的準備。最後我選擇乾脆多花點時間恢復，畢竟這樣似乎比貿然投入訓練更加明智，對我這個曾經受傷的人來說更是如此。此時我的目標是讓身體達到更佳的健康狀態，並持續改善我的動作品質，沒有必要太貪心或一味提升肌力。

2015 年 1 月之 1：顛峰和減量階段

賽前最後 10 週是達到顛峰肌力的關鍵，訓練方式與休賽季會截然不同。以下我將分享一些營養、補充品和訓練方面的想法，但要記得最重要的是要有一致且完善的計畫。我也會分享每個 3 週小週期（顛峰階段總共有 10 週）的基本指引，以及我在復出過程中實行的一些細節和賽前顛峰階段的準備。

・**設定底線**：找到自己的出發點或參考點。訓練（訓練強度和訓練量）、補充品（劑量和時機）、和飲食（食物來源、巨量營養素、微量營養素和飲食時機）都必須有底線，也就是所謂的出發點或參考點，必要時也能當作重新安排計畫的依據。底線是根據長期狀況所設定的標準，可以作為未來進步的依據。如果情況開始偏離底線，就必須認真追蹤並分析，以了解哪些變因有效、哪些無效。根據底線來監控進步，就可以輕易追蹤訓練、營養和補充品的變化，與進步之間的關聯。如果都不追蹤，就永遠不會知道到底哪些變因的調整會帶來效果。千萬不要瞎猜，如果還沒設定底線，請趕快行動！

・**利用降重訓練法**（彈力帶從上面往下綁住槓鈴）：在顛峰階段使用，目的是促進身心的正向能量，同時透過承受更重的負荷來提升信心，為接下來幾週的訓練作準備。彈力帶可以從深蹲架的頂部、板凳或天花板的位置，往下拉到槓袖的外側，來減少槓鈴一部分的重量。舉起槓鈴的時候，彈力帶會往上面綁定的位置回去一些，因此給予的輔助或稍微變少，動作頂部的重量會比底部重很多。這種方法可以促進離心和向心之間轉換的速度、提升信心、並準備好面對接下來幾週的大重量訓練。

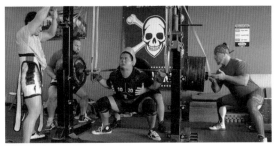

變動阻力的降重訓練法（彈力帶從上面往下綁住槓鈴）示範

・**每 3 週執行一次降負荷**：每 3 週做一次檢測，此時要將訓練負荷和強度降低，來調整動作品質，並讓身體有恢復的機會。這就是我所謂的降負荷訓練，也就是把訓練強度和訓練量都降低到 50% 左右，每組也只做 1 下，來潤滑動作軌道。這樣可以讓身心休息，也避免中樞神經系統受到過度刺激，否則可能造成受傷或退步。

・**三項動作的組數次數和限制**：因為我曾經受傷，所以使用比賽重量 85% 以上的強度來訓練三項時，我每組的反覆次數原則上都是 1 下，偶爾最多到 2 下而已，而且每 1 下的動作品質都必須完美，否則就會有再度受傷的風險。增加組內的反覆次數，風險往往會大於效益。所以我在訓練的時候，都會嚴格使用單一反覆次數來累積訓練量（例如強度同樣是 70%，我不會做 3 組 3 下，而是會做 5-6 下的單一反覆次數）。不過，如果你不曾有任何受傷史，也許就能以更高的反覆次數來訓練。

・**訓練量和訓練強度**：每個人的身體狀況不同，對各種訓練量和強度刺激的反應也不同。確切的訓練量和訓練強度取決於個人的弱點、訓練年資、年齡、受傷史、準備程度和本書討論過的其他因素。這邊我一樣建議設定訓練底線，來確立最適合自己的訓練量和訓練強度。

・**輔助動作和暖身**：應符合個人需求，並依據受傷史和弱點來設計。我們會在第四部提供一些準則。

・**備賽階段要使用最佳紀錄的百分比來計算**：建議使用比賽的最佳紀錄。如果你沒參加過比賽，就用訓練中的最佳紀錄。

顛峰是一種藝術

賽前的顛峰階段是一種藝術，確切的計畫相當難設計，一個不小心就會導致比賽時神經過度耗竭、心理疲勞、受傷和挫敗感。所以其實常常有運動員在賽前 5 週左右開始進到顛峰階段，但就在賽前崩潰，當天表現極差無比。

任何有經驗的衝浪者都會跟你說，踏上板子的時候必須找到「甜蜜點」，也就是找到最能平衡的角度，讓海浪帶著你前進。力量型運動員也需要在訓練時找到類似的「甜蜜點」，但如果在甜蜜點上待太久，最後就會過度訓練、受傷或退步。我建議訓練永遠要有所保留，才會有繼續向前的動力。顛峰階段的重點是提升肌力，在檢測或競賽前要記得減量，因此每組的反覆次數建議不要超過 3 下，而是以 1-2 下的反覆次數來堆疊就可以。我在 2015 年 1 月進入賽前顛峰階段時，已經從先前的經驗學到不少寶貴的教訓，這對我來說是一個很重要的加分和動力。所以我當然已經作好萬全準備，用最安全、最妥當的計畫來完成賽前 10 週的訓練。

接下來幾頁我除了跟各位分享我的訓練架構以外，也會列出實際的重量、百分比、組數次數，以及我在每個小週期的感受。我也會仔細列出準備 2015 年阿諾盃的時候，讓我成功降到 242 磅（110 公斤）量級的飲食計畫和減重方法。為了方便閱讀，我的訓練計畫只會列出「複合日」的第 1 日，而這一天都會是週六，我會訓練蹲舉和硬舉（而非「大量日」的三項都訓練）。這一天我做的輔助動作相當有限，並把大部分的蹲舉和硬舉輔助動作都留到週三。這樣我就能在各訓練日之間獲得充分休息和恢復，在下一次做蹲舉或硬舉前，有一整週的恢復時間。

2015 年 1 月之 2：減量計畫

　　我為了 2015 年阿諾盃所設計的「複合日」是從 1 月初開始執行，而比賽的時間是 3 月 14 號，所以我有 10 週的時間。

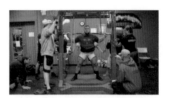

2015 年 1 月，我在第 10 週時蹲舉做到 735 磅（333 公斤）。

週數	週六 蹲舉／硬舉	週一 臥推	週三 蹲舉／硬舉的輔助動作
10	**蹲舉** 70%×1×5 **硬舉** 70%×1×5 b. 暫停深蹲 3×3 b. 墊高硬舉 3×3	**臥推** 70%×1×5 a. 上斜臥推 3×5 b. 麥吉爾單手臥推 3×10 c. 法式彎舉、彈力帶夾胸、農夫走路	麥吉爾引體向上 20 下 槓鈴划船 3×5 槓鈴聳肩 3×10 半蹲 3×5 單腳硬舉 3×10 單邊負重行走 攪拌式

週數	週六 蹲舉／硬舉	週一 臥推	週三 輔助動作
10	**蹲舉** 70%×1×5 **硬舉** 70%×1×5 b. 蹲舉 3×10 b. 硬舉 3×10	**臥推** 70%×3×3 a. 2×3 b. 3×12 c. 2-3 組	B: 2 下蹲舉 B: 2 下硬舉 C: 三個加起來

如果運動員可以承受 1 組內有多下反覆次數，這是我建議的起點。對許多人來說這個方法應該有效，但不適合受傷後的我。輔助動作的選擇在第四部有詳細討論。

2015 年 1 月之 3：飲食和補充品

這幾年來我的飲食和補充品有過不少改變，但這次備賽階段我用以下的方式，得到很棒的效果。我是 242 磅（110 公斤）量級選手，但我在 265 磅（120 公斤）量級選手旁邊看起來還算蠻大隻，而以下的飲食方式成功讓我維持體重。

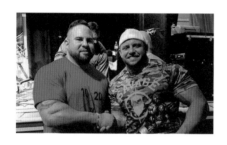

為了讓大家了解我在 242 磅量級的體型，我跟另一位 242 磅量級的選手合照。他是麥特・麥努斯（Matt Minuth），也是一位偉大的選手。

我的體重在賽前 10 週是 267 磅（121 公斤）（不可以再往上了）。

視覺上，我當時還是有明顯的腹肌，臉的水腫程度很低，整體皮膚和水分維持狀況都還不錯（270 磅以下真的是我背部狀況的分水嶺，跟體重更重時的感覺完全不同）。

比賽的體重目標：242.5 磅（110 公斤）（目標必須在 11 公斤以內，才能安全降重）。

我在剛開始的 3 週就把體重鎖定在目標範圍，因此到最後一週真正嚴格降重前，都不必改變太多東西（只需要微調而已，待會就會看到）。

第 10 週：過磅前 1 週每天的飲食內容

起床後：2 杯咖啡加大量奶油和椰子油
早餐：5 顆蛋、3 條香腸、1 杯燕麥飲
午餐：227 克牛肉、2 碗白飯、花椰菜
點心 1：2 杯希臘式優格加水果、113 克混合堅果

點心 2：2 勺 Magnum Quattro 高蛋白飲品

晚餐：227 克雞胸肉或牛肉、2 碗白飯、花椰菜

點心 3（不一定會吃）：取決於體重，選擇 8-10 片 Oreo 餅乾或 473 毫升的冰淇淋或 1 碗麥片。

變因和指標：這段時間只要體重掉到 265 磅（120 公斤）以下，我就會在每天立刻多攝取大約 100 克碳水化合物。如果體重超過 265 磅或我注意到肚子或臉在早上時明顯變得鬆軟，我就會減少 100 克的碳水化合物攝取。調整方式很簡單，需要增重的時候吃第 3 次點心，不需要的時候不吃就好。

補充品：基本的綜合維生素（B3、B6、B12、D3）、維生素 C、魚油、鎂和鈣、鉀（這 3 種礦物質在大幅減重時相當重要）、鋅、膳食纖維。午餐攝取一半的補充品，晚餐再攝取另外一半。

力量型運動員的重點是運動表現，而不是外表。為了運動表現設計的飲食，應讓運動員得到最全面的食物、維生素和補充品，並配合足夠的休息恢復時間，才能在特定的體重範圍內盡可能變得強壯，而不是一味追求很低的體脂數字或特定的外觀。換句話說，適合的飲食計畫要扮演「提升動力」的角色。對健美運動員有效的飲食方式，可能會干擾力量型運動員的表現。因此在選擇飲食方向時必須搞清楚狀況，畢竟我分享的方式看起來可能和「傳統」的飲食建議不太一樣。我並沒有公開鼓勵各位吃到我之前最重的體重，也沒有要各位執行健美選手的飲食方式，而是鼓勵各位根據自己的狀況擬定飲食計畫，並隨時關注身體變化，並聆聽身體的聲音。

2015 年 1-2 月

第 1 個訓練週期：10 週裡的前 3 週，用來打好基礎。

這 3 週的目標是「為了顛峰階段蓄積能量」，為了接下來更重要的階段作準備。使用的負荷大約在極限的 70%（低標）-80%（高標），原則上每個訓練日都做多組多下的動作。因為我的情況比較特殊，所以還是選擇多組的單一反覆次數。這個強度區是為我們帶來進步的主要強度區（70-85%），但如果要有效達到顛峰，就必須漸漸拉高強度，讓身體逐漸適應。了解本週期的運作方式後，你會更清楚一切都是權衡。

我的底線是根據 2014 年 10 月的比賽來決定，也就是蹲舉 1,050 磅（476 公斤）、硬舉 770 磅（349 公斤）。

賽前倒數 10、9、8 週

‧第 10 週訓練模式：70%×1×5
‧第 10 週實際使用的重量：蹲舉 735 磅 ×1×5。硬舉 545 磅 ×1×5
‧第 9 週訓練模式：75%×1×5，80%×1×2（變動阻力降重法）
‧第 9 週實際使用的重量：蹲舉 785 磅 ×1×5、840 磅 ×1×2（降重法）。硬舉 580 磅 ×1×5、615 磅 ×1×2（降重法）
‧第 8 週訓練模式：50%×1×5（降負荷）
‧第 8 週實際使用的重量：蹲舉 525 磅 ×1×5。硬舉 385 磅 ×1×5

本週期的訓練小記：「剛結束一場旅行，在密西根州的時候有訓練一次，感覺還不錯。旅行時睡得很差，但畢竟是在比賽完後去旅行，所以也不意外。這階段使用的重量都很輕，如我是以前的布萊恩應該會直接跳過第 8 週的降負荷，但現在的布萊恩可不一樣。飲食和補充品也都到位，體重目前鎖定在 265 磅（從 267 磅降下來），一切感覺都很棒，都不需要調整。準備開始這個訓練週期時，

我的感覺相當良好，而實際執行的感覺也很棒。很期待之後幾週真正的大重量，而我的硬舉狀況也是前所未有的好，甚至比受傷前更好。」

第 2 個訓練週期：10 週裡面的中間 3 週，用來達到功能性過負荷，是我真正訓練的開始。從現在開始到比賽的時候，一切都必須按照計畫走，不能分心也不能改變計畫。如果真的要改變，必須在第 1 個週期就執行。接下來幾週的目標是增加強度，為了最後 3 週的衝刺作準備。

賽前倒數 7、6、5 週
・第 7 週訓練模式：85%×1×2、90%×1×2（降重法）
・第 7 週實際使用的重量：蹲舉 895 磅 ×1×2、945 磅 ×1×2（降重法）。硬舉 665 磅 ×1×2、690 磅 ×1×2（降重法）
・第 6 週訓練模式：90%×1×2、95%×1、99%×1（降重法）
・第 6 週實際使用的重量：蹲舉 945 磅 ×1×2、1,000 磅 ×1、1,030 磅 ×1（降重法）。硬舉 695 磅 ×1、730 磅 ×1、760 磅 ×1（降重法）
・第 5 週訓練模式：50%×1×5（降負荷）
・第 5 週實際使用的重量：蹲舉 525 磅 ×1×5。硬舉 385 磅 ×1×5

本週期的訓練小記：「好的開始是成功的一半，而且再次接觸大重量的感覺真的很爽。這個階段通常都會對身體帶來很大的負擔，但我早就準備好了。前 3 週還算相當輕鬆，但這個第 2 階段確實比較辛苦，所以很需要在第 5 週降負荷。一切都很棒，1,000 磅（454 公斤）以上的蹲舉也從來沒有感覺那麼輕鬆過，特別是現在體重穩定下降到 262 磅（119 公斤）左右。飲食和補充品的狀況也不錯，但我必須多吃點食物（一天增加 100 克碳水化合物），因為體重曾經往下掉。不過，這個階段掉體重確實也不太意外，畢竟身心的壓力相當大。現在的睡眠狀況比之前好多了，而且過去這 1 年多來做的核心訓練也真的發揮了作用。我的受

傷對硬舉的影響最大，但現在的硬舉狀態前所未有的好。現在接近 800 磅的重量感覺就像 730 磅（331 公斤）或 760 磅（345 公斤），當初真的很難想像。我想不管比賽中的對手是誰，我都有把握贏他們。我的信心回來了，我已經準備好面對最後的衝刺階段。」

要有耐心

不要想太多，不要擔心害怕，不要太早開始顛峰階段，不要太急著加重，也不要太早吃太多補充品。要把前一個訓練週期的內容清楚記錄下來，例如體重、身體組成和體態，而且要記得，訓練時使用的重量根本不重要，尤其是在賽前 6-10 週所使用的重量。唯一重要的是比賽當天的重量。這個階段是在為接下來 3 週的顛峰和減量做準備。因此若有任何計畫以外的衝動，請忍住！不要被那些只想騙讚騙關注的網紅騙了，他們在鍵盤後面都是一條龍，比賽時都變一條蟲。

　　第 3 個訓練週期：賽前最後 3 週（其實有 4 週，其中 1 週拿來減量），也是最關鍵的一個週期，最後 1 週減量後就準備上場。從現在開始到比賽前，一切也必須按照計畫進行，跟上一個週期一樣，要以近乎儀式的方式來進行。時間越來越緊湊，強度漸漸提高，訓練量漸漸減少，以達到顛峰的效果。其實架構和上一個週期類似，但前 2 週的重量更重，因此容錯空間更少。第 3 週期的訓練負荷都很接近最大肌力，幾乎都是 95-100%，這時候前 2 階段累積的努力和動能就很重要。第 2 週期的降負荷週結束後，感覺其實蠻糟糕的，不過我早就預料到了。

賽前倒數 4、3、2、1 **週**

　　·第 4 週訓練模式：90%×1、97%×1、101%×1（降重法）

　　·第 4 週實際使用的重量：蹲舉 945 磅 ×1、1,020 磅 ×1、1,050 磅 ×1（降重法）。硬舉 695 磅 ×1、750 磅 ×1、780 磅 ×1（降重法）

　　·第 3 週訓練模式：90%×1、95%×1、101%×1。要記得你這時候的感覺會比上週好，比賽日會更好，況且現在距離比賽還有 21 天可以恢復。

　　·第 3 週實際使用的重量：蹲舉 945 磅 ×1、1,020 磅 ×1、1,055 磅 ×1。硬舉 695 磅 ×1、720 磅 ×1、765 磅 ×1

　　·第 2 週訓練模式：降負荷 50%×1×5

　　·第 2 週實際使用的重量：蹲舉 525 磅 ×1×5。硬舉 385 磅 ×1×5

　　·第 1 週訓練模式：（距離比賽還有 14 天）85%×1，就這樣

　　·第 1 週實際使用的重量：蹲舉 900 磅 ×1。硬舉 655 磅 ×1（我在暖身都會做到 85%，然後才會真的做到目標重量）

　　接下來到比賽的這段時間，都使用 50% 以下的重量來維持感覺就好。我會做一些緩衝、保持動態生活、散散步、並以暖身強度做幾下動作來促進血液循環、然後做核心訓練。

　　本週期的訓練小記：「這幾週相當辛苦，但其實跟想像中差不多，而且心理壓力比身體還大。這時候我已經對每天的例行訓練感到厭倦，有時候很想要抄捷徑。這段時間的重量都比上個週期更重，就連暖身的重量都比較重。我的動作從來沒有失敗過，但有幾次差點就失敗了，尤其是在週期中最重的第 3 週，當時其實感到有點挫敗。第 3 週通常都是循環中最困難的一週，我之所以有辦法撐過去，是因為我知道下一週就可以降負荷。而第 1 週的蹲舉 900 磅（408 公斤）我的動作速度比想像中還慢，但我覺得自己已經開始恢復，狀況也比 2 週前好。最後 10 天左右最重要的是維持正常生活。我很期待接下來的比賽，但還是必須繼

續減重。我現在的體重還在 267 磅（121 公斤），所以飲食可能要乾淨一點，要盡快減到 242 磅（110 公斤）。這陣子還是不要吃 Oreo 好了。」

2015 年 3 月之 1：賽前的減重過程

目標：1 週內減去 25 磅（11 公斤）的水分，讓 242 磅（110 公斤）的體重維持 2 分鐘，接著在過磅完和比賽之間的 24 小時內盡可能進食，讓我的體重回到之前訓練的水準。

過磅前 1 週的體重是 265 磅（120 公斤），這幾天我完全不吃碳水化合物（除了綠色蔬菜以外），並從週一開始每天攝取 7.5 公升的水，以準備週五的過磅，讓身體的含水量快速提升。

我在週一、週二、週三這 3 天以 3 組 20 下來做 5 個動作，讓體內的肝醣耗竭。這樣可以讓我變得更乾，讓體內的養分暫時耗竭，也會減去更多體重，並讓我在過磅和比賽之間更有動力和必要性去快速攝取碳水化合物，這跟訓練時的緩衝階段很類似。

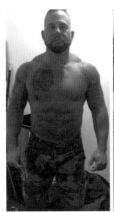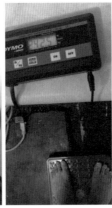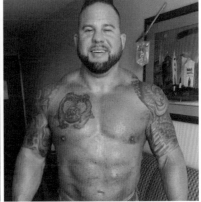

左圖是 242 磅的我，右圖是 265 磅的我。

提升水分攝取、降低碳水化合物攝取以後，我每天平均會減去 2 磅（0.9 公斤）的體重。我的飲食主要還是以脂肪和蛋白質為主（碳水化合物一天攝取不到 20 克），但因為水分攝取較多，就讓食慾下降了不少，讓我減重的過程更順利。

　　飲食控制的重點整理：週六～週三都維持較低的碳水化合物攝取，並攝取適量的脂肪和蛋白質。

　　早餐：4 顆生蛋、4 片培根、1.9 公升水
　　午餐：227 克牛肉、切達起司、綠花椰菜、1.9 公升水
　　點心：綜合堅果、希臘式優格、1.9 公升水
　　點心 2：4 顆煮熟的蛋、1 顆酪梨
　　晚餐：227 克牛肉、切達起司、綠花椰菜、1.9 公升水
　　週三晚上至週五過磅前：上一餐消化後和上床睡覺之間，喝 2 罐檸檬酸鎂來讓腸道暢通。
　　週四：起床時的體重是 253 磅（115 公斤），還有 11 磅（5 公斤）要減。

　　這整天都只吃蛋白質，所以我就選擇歐姆蛋，早上 11 點以後水也喝得比較少。這天的任務就是保持冷靜並放鬆，等待整天的出汗和排尿後達到目標體重。

2015 年 3 月之 2：週五補充水分和食物

　　經過一整週的減重後，終於在週五早上 10 點過磅，體重是 242.5 磅（110 公斤）。這整天我都掛著點滴，也攝取大量的碳水化合物和鈉離子，並喝一大堆口服電解質液、運動飲料、還有水分。

減重

重點並不是在過磅前「吃得很少」，因為這樣身體無法留住必要的營養素，表現也會下降，這時候的重點是讓身體自然把水分排出。我的做法是先攝取比平常多很多的水分，讓這些多餘的水分一次排出，同時清除腸道內多餘的垃圾。這個過程相當容易脫水，所以持續時間不能太長，只要能趕上過磅的時間就好，而且要在過磅後盡可能將失去的水分和營養素快速補充回來，這樣才能在比賽時拿出最好的表現。有時候這反而是備賽最困難的部分，必須要有堅定的意志才辦得到。如果要更了解賽前降體重的細節，請參考我撰寫的《減重：在健力和所有量級類運動中增重的終極指南》（*Cutting Weight – The ultimate guide to making weight in powerlifting and any weight class sport*）。

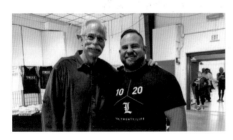

麥吉爾教授不想增加我上場時的壓力，但他還是來到了阿諾盃的比賽現場。

2015 年 3 月之 3：重磅回歸

　　當天天氣異常悶熱、烏雲密布，整個比賽現場座無虛席。我已經準備好跟所有人宣布我回來了，而我也很確定自己一定辦得到。我準備上場並跟教練點頭示意以後，我知道有些人即將要大開眼界，也有些人要閉上嘴了。時候到了，我要馬上切換成兇猛的比賽模式。

我開始感受到壓力，但我有最棒的團隊，所以我完全無懼眼前的挑戰。當然最重要的是我的太太莉亞，她是我身邊最重要的人，這一路上都陪在我身邊。

　　接下來的比賽過程對我來說，都像儀式一般，我一如往常走上舞臺、禱告，並專注在眼前的任務，也把整個過程都想像了一遍。

　　和去年 10 月的比賽一樣，此時我心中有 3 個目標，而且應該都做得到：

　　第一，成功完成硬舉、順利完賽，畢竟從 2012 年開始我在做硬舉這邊一直很有問題。

　　第二，贏得冠軍和最佳舉者，這是最重要的目標。

　　第三，破紀錄。

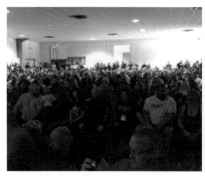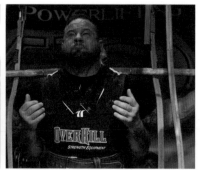

比賽開始，準備蹲舉。

　　我蹲舉第 1 把的重量是輕鬆的 1,020 磅（463 公斤），第 3 把 1,065 磅（483 公斤）也輕鬆愉快，同時是我在 242 磅量級的最佳紀錄。這個開場相當順利，所以我下定決心衝一波，第 3 把的重量是可怕的 1,100 磅（499 公斤），但很可惜我失敗了。雖然 1,100 磅失敗了，但我完全沒有感到疼痛或緊繃，也沒有任何異常。看來這陣子花在體能訓練、核心穩定的努力相當值得。

1 小時後，我與麥吉爾教授、莉亞及我的教練團見面，確認完我的身心狀況沒問題後，馬上討論接下來該怎樣才能確保勝利。當時我的感覺很棒，而臥推也準備開始，代表真正的挑戰即將來臨，因為去年就是臥推，讓我的背部開始出現問題。

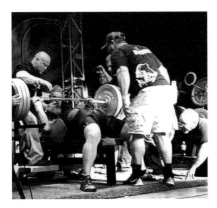

800 磅就差那麼一點！

　　我的臥推成績沒有想像中好，但排名還是不錯，穩穩位居第 2。我最主要競爭對手的臥推比我還重，蹲舉也有超水準的演出。不過我當時只專注在自己的身上，我感覺很棒！和以前不一樣的是，我已經準備好面對硬舉了，這才是真正的身心挑戰。這一路走來，我已經學會傾聽身體的聲音，也知道特定時刻該注意些什麼，也知道要拉多少才能超車。在硬舉開始以前，我落後第 1 名 70 磅（32 公斤）。

　　比賽的時間很長，麥吉爾教授和凱絲琳必須先告別，因為他們要去辛辛那提找兒子約翰。當下我只冷靜地跟他們說再見，但其實稍早我把麥吉爾教授拉到一旁，跟他說：「我拿到冠軍以後會讓你知道。」他笑著說：「沒問題，我們都知道你一定會贏。」

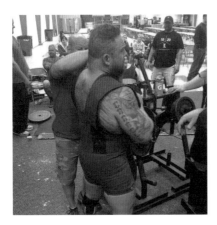

真正的身心考驗即將到來，我準備上場做硬舉，勝負就要揭曉。

就像美式足球或冰上曲棍球比賽的第 4 節，或是棒球比賽的第 9 局，硬舉還沒結束，勝負就尚未揭曉。你可以在蹲舉和臥推領先很多，但還是要等硬舉結束才知道結果。硬舉往往會讓比賽結果風雲變色，如果沒有做到該有的重量，很容易被超車。硬舉時其實有許多策略可以使用，而我也在我撰寫的《10 ／ 20 ／一生》中有更詳細的討論。

2015 年 3 月之 4：終於到了硬舉

我切換成上場模式，做了硬舉前的準備，準備上場硬舉。我的第 1 把硬舉重量是 720 磅（327 公斤），結果當然是順利完成，現在準備決定下一把的重量。我們看到對手的團隊決定下一把重量是 705 磅（320 公斤），所以我決定第 2 把的重量選擇我可以輕易克服的 780 磅（354 公斤），來彌補我前兩項落後的 70 磅（32 公斤）。在和團隊成員討論的過程，我只記得「你能走到這一步已經太努力了，別 TM 再想了，把重量幹起來就對了。」這就是我需要的鼓勵，而我也順利完成第 2 把。

現在我重新回到領先位置，終於要來到當天的最後一次試舉。

如果要贏得冠軍，我的對手第 2 把和第 3 把都要失敗，或是我的最後一把要成功，就這麼簡單。換句話說，命運完全掌握在我手上。對手準備拉最後一把時我把焦點都集中在他身上，他想要把壓力丟回到我身上，但他失敗了。老實說，我知道自己會贏的時候，最後一把試舉時就沒有那麼專注了，因為已經沒了壓力，就算失敗也不會影響結果，所以我的最後一把也失敗了。事後回想，心理對身體會有如此巨大的影響，其實挺有意思。如果當時必須拉起來才會贏，我絕對不會失敗；但既然勝負已定，我其實也沒必要拉起最後一把了。

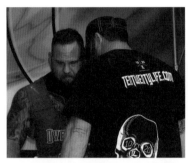

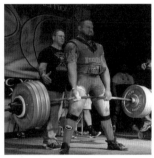

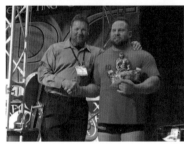

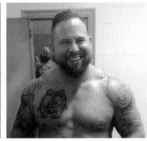

我的好友兼教練在我準備硬舉780 磅之前，告訴我有哪些地方需要注意。

2015 年阿諾盃冠軍，總和2,610 磅（1,184 公斤），我又往正確的方向跨進一步。當一切塵埃落定，我也確實達成目標後，終於了解一切的努力都值得。

　　比賽終於結束，我賽前設定的 3 個目標也全數完成。我立刻依約寫信通知麥吉爾教授這個好消息，並稍微聊了一下，隨後就和朋友和家人一起慶祝。真是美妙的一刻。

　　大約有 10 分鐘的時間，我不斷在回想過去 2 年發生的事，一切都像是一場夢。2013 年 4 月在浸信會醫院時，我根本看不到未來。遇見麥吉爾教授之後，學到了很多訓練、恢復、心理建設的知識和經驗。1 年前在同一場比賽差那麼一點就贏得冠軍。過程中其實隨時都可以放棄，但我還是咬緊牙關撐過一切苦難。在我贏得冠軍的這一刻，我發現一切都值得了。我不僅達成了目標，也打破許多專家和選手的眼鏡。我永遠不會忘記這一刻。

第四部
SECTION FOUR

力量技巧、指導、訓練、計畫，
以及重返顛峰表現的道路
TECHNIQUE, COACHING, TRAINING, PROGRAMMING, AND THE ROAD BACK TO ULTIMATE PERFORMANCE

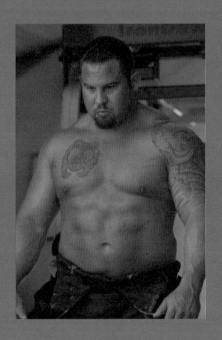

第四部的重點是重新訓練肌力，並學習應用肌力的技術，
最後也會分享布萊恩一路上用血和淚換取的智慧。

第 12 章
重新學習健力動作
RE-MASTERING THE POWERLIFTS FOR ALL

處理完常見的身體狀況，並讓身體各系統取得平衡以幫助恢復，就該進到下一個層次。你在第二部為自己設計的訓練計畫，是以無痛作為基礎。現在你已經不再脆弱，用我的同事和好朋友克里斯・達芬（Chris Duffin）的話來說，你現在的目的是透過訓練來抵抗脆弱！現在你的任務是從頭開始學習訓練動作，避免重蹈覆轍甚至再度受傷。

接下來幾章，將分享麥吉爾教授和布萊恩對菁英運動員的訓練見解。你會學習正確且有效率的暖身、掌握各種動作技巧，以及避免導致疼痛的缺失。這些內容將是我們達到顛峰表現的最後一哩路。

很重要的是，不要太急於回到以比賽動作來訓練，而是必須依照個人受傷史，來決定適當的進步過程，而且要有耐心。另外要注意的是，如果訓練過程中再次感到疼痛，或是你的身體能力在退步，就要回到第二部的內容，重新把基礎打好。如果不多花點時間打好基礎讓身體重整和恢復，很可能會縮減運動生涯。除了努力之外，還必須用聰明又有效的方式來訓練。也就是說，如果要讓自己更快站上比賽的頒獎臺，就必須無時無刻都把自己當作一名真正的運動員。

一個值得思考的觀點是：追求顛峰運動表現、準備比賽或任何超過一般健康和體能的身體能力，其實是一種奢侈，並非每個人都擁有的權利。如果沒有好好照顧身體，或是在健身房和賽場外用糟糕的方式做日常生活動作，很可能會剝奪我們享受這種奢侈的權利。顛峰表現的基礎，是全天候地用心投入。

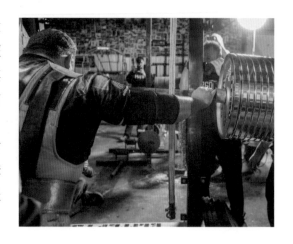

接下來，我們會先介紹肌力訓練 5 大基本原則，為你的顛峰表現之路打好基礎，再分享更多有助於你成功的資訊和見解。

肌力訓練 5 大基本原則

這些原則是我回歸賽場的關鍵，而如果任何人想要跟我一樣克服背痛回歸競賽，我也會跟他分享這些原則。如果你現在沒有任何疼痛問題，這些原則也會幫助你避免犯下跟我一樣的錯誤。老實說，我自己在受傷前和受傷時都曾違反這些原則。不再感到疼痛並繼續追求身體能力進步時，也必須遵守這些原則，才能順利提升肌力。

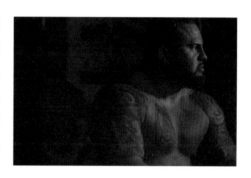

以下是力量型運動員的肌力訓練 5 大基本原則：

1. 隨時隨地以健康的方式做動作：這個原則的目的，是盡量提高我們身體對訓練的耐受度。不管身上是否有受傷或疼痛，若想成為運動員，就必須隨時隨地以運動員的標準檢視自己的動作模式，不管是否在健身房都一樣。在做綁鞋帶、倒垃圾或遛狗等等日常生活常見動作時，也必須以遵循適當的動作模式，重要性絕對不亞於訓練健力三項時要維持正確的動作技術。畢竟 1 週有 168 個小時，而我們大部分的時間其實都不在健身房裡。

現在，你應該完全理解這個原則對我當時背部疼痛的影響有多大。我在滑鐵盧大學接受麥吉爾教授的指導後，只遵循了這個原則幾天的時間，就感受到明顯的差異。

2. 正確暖身：暖身可以降低傷害風險，並提升動作品質，是一個無可妥協的過程，而且每次訓練前都必須根據當天的需求來設計暖身。還沒做好暖身，千萬不要貿然舉起動作，否則如果身體受了傷，你可能就會好一段時間無法訓練。我在受傷之前，就是一個相當草率且搞不清楚狀況的訓練者，而我之所以能夠成功回歸，箇中關鍵就是我確實遵守了正確暖身的原則。

3. 動作品質：我當教練的時候常常看到只要訓練者的動作品質提升，使用的重量幾乎就可以立刻提升 10%，因為他們使用了更好的力學角度，做到更理想的起始位置，或只是把身體繃得夠緊而已。

可惜的是，我也同樣常常見到運動員因為動作品質不佳而受傷和疼痛。我和麥吉爾教授都極力提倡良好的動作品質，因為這對表現、運動生涯和安全等面向都相當重要。簡單說，每次每組每週的蹲舉、臥推、硬舉都要看起來一模一樣。

4. 要有具體的訓練目標：健身房裡所做的每一件事，應該都要有特定目標。舉例來說，輔助動作的目的是改善弱點，而不是在主訓練動作之後用來殺時間而已。我們必須仔細選擇在健身房內和日常生活中的動作。一味模仿網紅或所謂的健身大師，不會讓你練出多好的運動表現。同樣道理，如果只偏重自己天生擅長的環節或只在乎外表，只會讓身體能力更加失衡。建議從不擅長的地方著手，找出自己的弱點，才能用對方法去改善。我們將引導你辨識出弱點，並想辦法對付它們、消滅它們。

5. 訓練要分階段：你的日常訓練和飲食計畫，在休賽季、賽前或減量期等不同階段，應該要不一樣才對。力量型也不應該把訓練視為線性的過程，而是必須根據比賽時程來安排週期，並根據需求調整。舉例來說，維持期和生長期都很重要，不應輕易忽視。不管自己覺得是否需要，力量型運動員要在每 3-4 週的訓

練後，安排 1 週以較輕負荷來訓練，建議用大約 50% 的負荷即可，因為這樣能讓你更誠實面對自己的身體狀況。降負荷的目的是讓身心休息恢復，同時調整動作技巧。這也是創造「肌肉記憶」和良好動作習慣的過程，讓我們無論是在比賽、訓練、還是日常生活，都能習慣最好的動作模式。休賽期（沒有在備賽的時候）的訓練強度要稍微低一些，而訓練量則要稍微高一些，才能同時提升肌力，並改善弱點。復健和追求最佳表現的過程很像，都要不同階段的訓練內涵「分清楚」。永遠都要掌握清楚，現下最重要的目標是什麼。

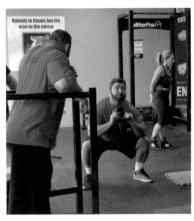

布萊恩正在指導學員使用酒杯式深蹲來暖身，目的是讓他扛起槓鈴之前，先把緊繃的髖關節調整好。

暖身指引

開始探討健力三項動作之前，先來探討一個大家常常忽略的訓練面向：暖身。我身兼選手和教練已經接近 20 年，看到許多厲害的力量型運動員根本不把暖身當一回事，也看過許多運動員上場前會花超過半小時使用滾筒和伸展，造成不必要的疲勞。

如果你是一位以顛峰表現為目標的運動員，暖身就必須做得適當，效果也要出來。你可以問自己：我的暖身都做什麼？是否有助於自己達成目標？如果答案是否定的，請重新思考，並好好調整。

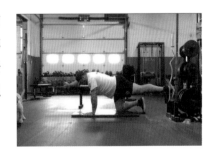

暖身固然對訓練準備、健康和運動表現都很重要，但建議不要超過 15-20 分鐘（實際時間還是會取決於訓練資歷、受傷史和當下的身體狀況等等）。與一般人想像不同的是，暖身的目的並非讓你的體能更好，也不是讓你更靈活或更放鬆，因為放鬆和爆發力是互斥的。暖身（任何事物都一樣）的關鍵是剛剛好就好。如果身心的準備不夠，受傷風險確實會提高，但如果花太多功夫準備，身體就會過度疲勞，到頭來還是會提高受傷風險。

　　名教練巴帝·莫里斯（Buddy Morris）曾經說過：「偉大的關鍵是恰到好處，而不是越多越好。」

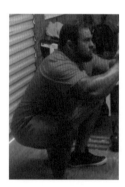
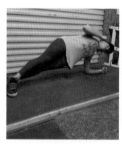
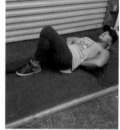
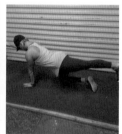

莉亞示範麥吉爾的核心大三。

布萊恩示範調整活動度
的方法。

了解你的目的

　　要了解自己為什麼需要暖身，有 4 個面向可以思考。你是否曾經看過準備上場的運動員呢？有些人會感到害怕、有人搞不清楚狀況，結果暖身的時間太早或太晚，有人在比賽開始時身體還是冷的，也有人上場時早已疲勞。建議每次暖身的步調都要維持一致，只有在需要的時候才調整。有些人不明白暖身或準備的

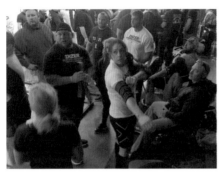 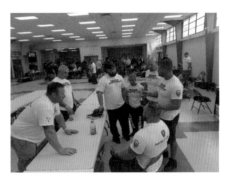

比賽開始前最容易出現混亂的情境，我多年的好朋友亞當‧德里格斯曾經說，要準備好面對混亂。

永遠要有計畫，否則就無法及時應變。

定義，因此一味覺得自己需要提升活動度。當我發現很多人在訓練前都沒有把身心準備好，他們通常都相當緊繃，然後覺得自己需要花半小時來提升活動度後，才能扛起槓鈴。其實他們根本不需要這樣。只要執行必要且有效地暖身、並針對訓練動作來做，就可以解決問題。

以下就 4 個面向提供對應的暖身建議：

暖身 1：要流汗

良好的一般暖身會加速血液循環，也會喚醒身體和中樞神經系統（central nervous system）。

→**建議動作：**（下列擇 1 來做）走路 5 分鐘、單邊負重行走、農夫走路、拉雪橇、推雪橇。以上動作只要做到 100-200 碼（91-183 公尺）的距離就夠了。

暖身 2：繃緊核心

提升短期和長期的核心穩定、肌力、肌耐力和恢復力。

→**建議動作：**（3 個動作都要做）鳥狗式、側棒式和麥吉爾捲腹（核心大三）。記得以第二部提過的「俄式遞減金字塔」來安排組數次數。

暖身 3：調整活動度

要具備足以完成動作需求的活動度。建議檢測並考量長期接觸的負荷、動作，以及一直以來的病痛、弱點和傷害，讓身體具備該有的活動度。選擇改善活動度的方法時，要考量當天的訓練動作、並符合當日的計畫。另外也要思考自己有哪些弱點，例如如果髖關節活動度有問題，就可以做酒杯式深蹲。如果因為久坐導致臀部僵緊，就可以考慮跨步系列的動作。如果胸大肌僵緊，可以考慮在暖身時加入一些伏地挺身或彈力帶飛鳥。以此類推，你也可以自己找一些相應部位的輕型活動度運動。

→建議動作：（下列動作選 1-2 個）要先知道自己要改善什麼，例如疾病、弱點或當天的訓練重點。你可以從以下列出的動作中，選擇其中一些，並做 2-3 組的 3-10 下就好。

・**蹲舉**：酒杯式深蹲、胸椎伸展（詳見第二部）、徒手深蹲、單腳髖外展和跨步。

・**臥推**：臀橋式、啞鈴臥推、彈力帶繞肩、伏地挺身和彈力帶飛鳥。

・**硬舉**：酒杯式深蹲、胸椎伸展、麥吉爾引體向上、單腳早安運動、用空槓來做楔緊動作、啞鈴划船或啞鈴聳肩。

暖身 4：熟悉動作（潤滑軌道）

所以你必須用空槓來暖身，這樣才能讓心理準備好面對接下來的訓練，同時調整起始位置和動作品質。以徒手或輕重量來做動作，有助於讓你做到正確的活動範圍，達到那些「愚蠢伸展」達不到的效果。

→建議動作：（沒得商量一定要做）加重量前，必須用空槓做 20-40 下，這樣有助於延長你的訓練生涯。

指導健力運動員

我們將幫助你成為更優秀的教練和力量型運動員。首先，你的動作型態必須配合身體的特色或限制，因為如果刻意違反身體力學角度、肢段比例限制或忽略受傷史，一味追求快速進步，確實可能帶來短暫的成功，但長期下來並不是一個好選擇。以下我們把健力三項動作拆解成基礎肌力訓練動作，並針對這些動作提供有效的指導語，協助讀者提升肌力並預防傷害。

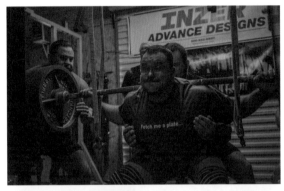
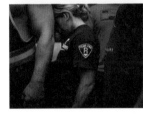
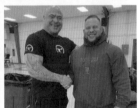

每個人的身體都很不一樣：麗莎（左圖）的身高只有 152 公分，而肯（右圖）則遠遠超過 180 公分，讓我站在他旁邊看起來也小了一號。動作型態必須依照各種變因來調整！

所有動作共同的注意事項：

1. 要認真看待每 1 下反覆次數，因為你正在創造完美的肌肉記憶，請不要讓不良的動作汙染了肌肉記憶。

2. 要考量身體關節排列和執行動作的力量方向。這些因素越理想，就能舉起越大的重量。

3. 全身最強壯的肌肉是你的內心，所以要專注。

4. 讓最強壯的關節來決定動作表現。

5. 盡量減少屁股眨眼和關節細微動作，來保護背部。

6. 動作下降過程中，或是把重量放下來的時候，投入的專注程度要跟舉起來的時候一樣，全程保持緊繃和控制。只有在放下重量、身體回到站姿以後，才能放鬆身體。

7. 根據受傷史來調整動作細節，包括蹲舉的深度，鞋跟高度最適當的鞋子，握槓的位置，去除關節細微動作的緊繃程度，發力最有效率且最具復原力的脊椎曲線，以及為了調整好胸椎、髖關節活動度和姿勢所需的最佳暖身方式等等。

接下來，我們將會檢視各動作的準備過程、動作本身，以及改善缺失的策略。

蹲舉的技巧和指導語

起始位置和準備

- 背槓前要把身心準備好，同時繃緊不該移動的身體部位，並調整該移動的身體部位。
- 不管重量多少，都要嚴肅執行每 1 下動作。
- 在雙手和背槓的位置確實塗上止滑粉。
- 槓鈴在身上的時候，要維持身體各部位的正確排列，並讓身體位於槓鈴正中間。要清楚力量如何透過身體各部位一路往下傳遞，這樣才能辨識出身體肢段上的限制。
- 開始蹲舉前，要確保雙腳盡可能踩穩，且受力均衡。

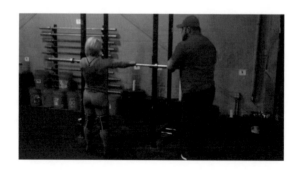

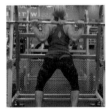

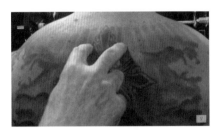

麥吉爾教授指出我身上因爲背槓而造成的痕跡。

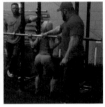

完美展現繃緊核心：麗莎正試著用菱形肌來夾住我的手指。

每個人背槓的位置都不太一樣，但不管用哪裡背槓，都必須要讓槓鈴穩穩壓在上面，並在動作全程用斜方肌作為支撐平臺以支撐槓鈴。可以舒服背槓的位置越低，就越能降低槓鈴在背部造成的槓桿。一開始可以將槓鈴背在不太高也不太低的位置，只要覺得好控制就好。假以時日，你會找到最適合的揹槓位置。

建立楔緊動作

　　要繃緊到「楔緊」，必須專心執行 2 個「扭緊的功夫」。第 1 個要扭緊的地方在下肢，也就是要像猴子一樣讓腳跟和腳尖抓緊地板，並用臀肌的力量往外旋，讓雙腳腳掌有往外擴張的感覺。而上肢則要將肩胛往下擠壓，並透過手臂來創造「扭彎槓鈴」的感覺，讓壓力落在雙手手掌的外側。想像將槓鈴「往下和往外」推，並啟動闊背肌來提升軀幹張力。蹲下去站起來要拉起槓鈴的時候，想像突然用力將髖關節朝雙手中間的位置往前拉，同時避免膝蓋往前推太多。

楔緊動作

「楔緊」是可以讓我們做蹲舉、臥推和硬舉時到達最有力量的起始位置，不僅是中立脊椎的基礎，也是核心穩定的關鍵。首先要像猴子般用雙腳抓緊地板，並把腳「踩進地板裡」。闊背肌往下拉，肘關節打直鎖死，肩關節要來到反聳肩位置，菱形肌收緊，並讓這些部位與雙手共同扭彎槓鈴。幾乎所有動作都是用這些原則，尤其是健力三項。做蹲舉和硬舉時，頭部和頸部要維持中立姿勢，並將頸部收緊。視線要看向前方牆面和天花板交界處（不是正上方或正前方，更不是正下方）。胸口往上挺，並盡量不要彎曲脊椎。一旦背部鎖死在楔緊姿勢，動作過程中，脊椎曲線幾乎不會（也不應）有變動。蹲舉的深度取決於髖關節活動度，你也可以選擇適當的鞋子來調整腳跟高度和踝關節背屈程度。

握槓

- 讓雙手盡可能接近肩膀。如果肩關節活動度不好，可以試著每組都將雙手握近一些，並在背起空槓前就要做好肩關節暖身，例如「彈力帶繞肩」

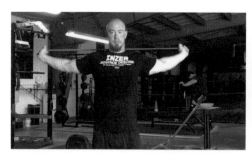 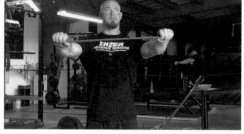

彈力帶繞肩。

就是很好的肩關節暖身動作。記得回想一下我們在第二部討論過如何透過握力訓練，來提升全身的剛性和力量。

雙腳的位置

- 腳尖稍微外八，並稍作微調來做出最佳的動作型態，讓髖、膝、踝三個關節形成最理想的力學絞鏈。你可以根據第二部提到的自我檢測來調整雙腳寬度。
- 準備站起來的時候，要透過腳跟往下踩來帶動身體往上。

頭部的位置

- 頭部和頸部來到中立姿勢，並用第二部提過的指導語，來決定最佳位置，之後動作全程都不要改變頸部的位置。有些訓練者會使用頸部伸展來作指導語，結果造成下背部延展，這是不良的指引。
- 做動作時不要往上看或往前看，而是讓頭部和頸部與軀幹呈一直線。也就是說，視線的位置可能會在動作過程中改變。另外很重要的是，要讓頭部和頸部鎖定脊椎的位置。麥吉爾教授說過，像我這種脖子比較短的人，要把頸部往後「收緊」，而脖子較長的人則要在做動作時讓頸部「帶領力量」，透過頸部微微「彈震」來啟動斜方肌，同時維持中立姿勢。

站距

- 要了解自己的肢段比例。如果你的股骨較短、軀幹較長，就不建議站得太寬，而是可以先從雙腳與肩同寬開始，或是稍微寬一點點。如果大腿較長、軀幹較短，站寬一點可能會有些幫助。總而言之，就是要了解自己的身體和力學機制，找到最適當的站距。如果有問題，可以複習第二部提過的檢測方法。

- 比起較窄的站距，寬站距對於臀肌、髖關節和大腿後側肌群的啟動多很多，如果要訓練這些肌肉，就可以把站距納入考量。
- 如果你的後側鏈（臀肌、大腿後側肌群、小腿）很強，寬站距可以讓你有效利用這個優勢。

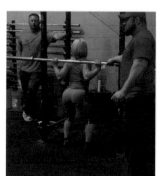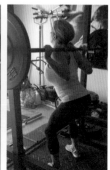

動作

- 起槓：繃緊核心張力，來減少起槓時槓鈴對身體帶來的壓力。如果有確實繃緊核心，起槓的過程會比較容易。

重點提醒

- 要以「受控且強而穩定」的方式出力，用 10-20% 的力量起槓。但要留意，起槓如果比較輕鬆，對動作執行也會比較有利，因此可以視情況調整。
- 起槓時雙腳不要一前一後。建議直接走到槓鈴下方，並讓雙腳平行站穩。
- 起槓完畢往後退的時候，要慢慢往後跨，建議 2-3 步就足夠，例如先讓左腳往後退、再退右腳，然後再調整一下左腳，來到適當的準備位置。背槓後退的過程很容易造成背部傷害，因為所有的重量都落在單腳上，對於運動員的額狀切面肌力和穩定性是很大的考驗。整個退槓的過程，軀幹都必須維持緊繃。

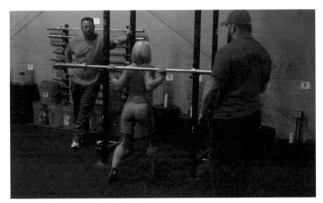

起槓之後往後退三步就好。

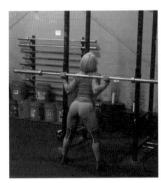 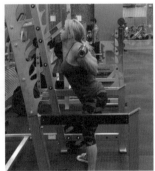

善用髖絞鏈！從這裡開始往下蹲，對背部和膝蓋都比較健康。

往後坐

- 還記得第二部提過的游擊手姿勢嗎？先從這個基本動作開始，再將槓鈴背起來，闊背肌往下鎖緊，做好楔緊動作。
- 往後走到準備下蹲的位置時，應先做出髖絞鏈動作。
- 除非你的腿非常短，否則先將髖關節往後推，這會是一個更加自然的動作。
- 想想自己透過髖絞鏈訓練所養成的動作模式，如果能善用這種模式，可以有效預防背部傷害。

楔緊時，確保所有姿勢正確

- 小口呼吸，或短促吸吐（嘶放），確保全身從頭到腳都繃緊。腳趾抓緊地板，接著大口吸一口氣，閉氣，再開始往下蹲。
- 下蹲的全程都要憋氣，並維持超級剛性（Superstiffness）的身體，並將肚子往腰帶推，想像有人要打你的肚子一拳。
- 準備起身的時候，腳趾再次抓穩地板，以避免下背部因為推力線（thrust line）太長而受到太多壓力。開始站起來的時候，腳跟要用力踩地板，同時將闊背肌往下拉緊鎖定，做好楔緊動作。最重要的是整個過程都要繃緊核心。

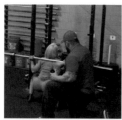 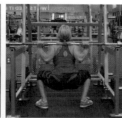 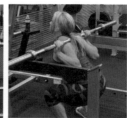 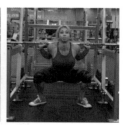

蹲舉的弱點修正

在蹲舉動作的最低點失敗

這時候可能就要加強你的大腿後側肌群、髖關節和臀肌。如果無法用較輕的負荷做好蹲舉，就先別想著加重了。先從空槓蹲舉就會出現的明顯問題開始處理，再看看動作品質和表現上有什麼可以調整的地方。有可能只是重量太重了。

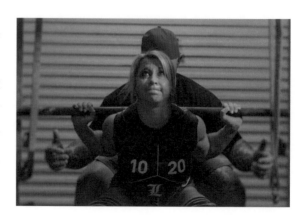

指導關鍵

動作全程確保核心繃緊，要確實讓腳掌抓穩地板、踩進地板，才能從最低點開始把身體鎖緊。腳趾如果做得好，全身的感覺都會很不一樣。闊背肌必須往下拉並鎖定，建立楔緊動作，雙手也必須握緊到關節發白！

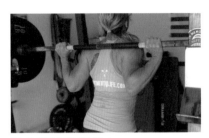

雙手要握緊到關節發白。

視過去的受傷狀況，可以訓練暫停蹲舉、寬站姿暫停蹲舉、寬站姿箱上蹲、低箱蹲、多次寬站姿相撲硬舉、寬站姿壺鈴擺盪等等。訓練蹲舉時，也要非常注意動作品質和速度。

箱上蹲

有些優秀運動員蹲到最低時，無法避免脊椎彎曲（屁股眨眼）或膝蓋內夾等問題。而其中很多「身家上億」且沒有要參加健力比賽的運動員，就要用不同的方式來安排他們的訓練！很多時候如果能讓他們執行比水平位置高一些的箱上蹲，他們會表現得更好。取決於髖關節允許的深度，也許比水平位置高 3-5 吋（7-13 公分）即可。這種方式可以減少動作範圍、降低受傷風險，同時有效訓練健力以外的專項。永遠記得「身體能力比動作能力重要」，有些運動員可能根本不需要做背蹲舉、前蹲舉或特定形式的蹲舉。很多人會莫名堅持要用前蹲舉來訓練腿部肌力，或堅持只用背蹲舉來訓練臀部和背部的肌力。大可不必這樣堅持，只要選擇最符合目標的動作、並堅持良好品質，就可以有效訓練，增強復原力。

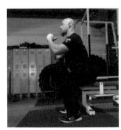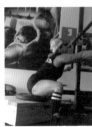

這兩位執行箱上蹲的運動員都維持良好的中立脊椎姿勢。左邊運動員所蹲的深度並不符合健力比賽規定，而右邊的運動原則符合。如果無法做到右邊的深度，可以在箱子上放橡膠墊或包膠槓片，以減少動作幅度。可以確實用良好姿勢完成動作後，再增加動作幅度。如果沒有要比健力，就不一定要做到符合比賽規定的深度。我們最近的研究資料顯示，半蹲對於腿部力量的訓練效果甚至比全蹲更好。

在動作的中間失敗

這個狀況有點複雜，因為有許多可能的機制，包括槓鈴位置和槓桿。

指導關鍵

檢查槓鈴在背上的位置。手肘是否往下拉，讓闊背肌鎖緊？是否確實楔緊在正確位置？

你的股四頭肌力量是否不足以完成動作？理論上，蹲舉中間部分的動作與腿推機很類似，因為這時候要用腳跟推地板。另外也可以思考核心是否太弱或控制能力不足，導致有些小肌肉產生離心收縮？是否有些無法控制的多餘動作？是否全身都會發抖？要知道的是，改善弱點也無法彌補不良的槓桿位置、穩定性、控制能力或動作品質。

關於訓練腰帶

復健時應避免使用訓練腰帶，建議先建立核心穩定性，並解決疼痛問題，再考慮使用腰帶。疼痛消失，並準備追求顛峰表現時，使用腰帶也許可以讓你舉更重，因為這樣可以創造出更多腹內壓，讓身體繃得更緊。我的軀幹較長、雙腿較短，所以蹲舉和硬舉時都會把腰帶繫在肚臍的位置，也就是胸部和髖關節的正中間。軀幹長度、動作模式和動作種類，都會影響理想的腰帶位置，而腰帶鬆緊程度也因人而異。有些運動員喜歡把腰帶繫在很低的位置，幾乎已經在髖關節上，也有運動員喜歡繫很高，幾乎在胸口下方。建議腰帶位置和鬆緊程度都先避開極端，從中間開始，並透過每次動作來實驗最佳位置和鬆緊度。不過，就算使用腰帶也無法完全避免背部傷害，還是要維持良好的動作品質。

有幫助的動作

　　視過去的受傷狀況，可以訓練高箱蹲、半蹲、架上硬舉、臀腿舉、拉雪橇、半程腿推、前蹲舉，以及更多核心繃緊的鍛鍊。

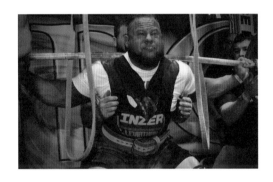

　　如果下降的速度太慢，氣可能會憋不住，也會消耗太多能量，失去牽張反射的動力。如果下降的速度太快，身體可能會鬆掉，動作可能脫離軌道，這樣也會無法用足夠的力量把身體往上推。

　　繃緊並鎖住身體是一個不可妥協的重點。任何曾經舉起大重量的人都知道，鬆弛是爆發力和速度的大敵，能量洩漏會削減你的爆發力。就算是相當微小的鬆弛，也會大幅削減肌力，甚至對身體組織造成壓力。

站直鎖死時失敗

　　有時候訓練者會在快要成功時，因為過於自滿而無法完成站直鎖死，可能會覺得動作快完成了，就下意識讓身體稍微放鬆。麥吉爾教授曾經和偉大的耶日·格雷戈雷克討論過這個「內心偷笑」的狀況，讓原本看起來很輕鬆的動作，最後卻無法站直鎖死。其實只要稍不注意，整個動作就可能失敗，畢竟這裡已經接近蹲舉的終點，最底部、中間和最頂點的問題都會影響動作的完成。一般來說，我們完成動作時都會回到起始位置，所以起始位置和後續的一切都相當重要，而且起始位置是確立核心穩定的關鍵。

　　另一個失敗的可能原因，是胸椎活動度和力量不足。建議使用「李維特動作」來改善活動度，這個動作讓許多強壯的訓練者改善了站直鎖死的問題。

指導關鍵

要在維持楔緊的情況下，確實把腳跟往下踩，這時候股四頭肌也扮演很重要的角色。讓伸髖肌群繼續拉長，確保脊椎不會變圓或改變位置。

有幫助的動作

視過去的受傷狀況，可以訓練彎曲和鎖緊的早安、軀體划船、分腿蹲、跨步系列動作、大重量 100% 離心蹲舉、反向彈力帶蹲舉（降重法），以及大重量直立負重。

總結

許多背部曾經受傷的運動員，最後都能重拾大重量訓練。過程中他們必須考量受傷史，了解受傷的機制，並持續精進動作技巧，才能逐漸減少傷害復發的頻率。

臥推的技巧和指導語

麥吉爾教授說道：「很有趣的是，我問一群學生他們會不會做臥推、會不會指導臥推，幾乎所有人都說會。我要他們示範給我看，他們都以為臥推就只是躺下來，讓槓鈴往下，再把槓鈴往上推而已。他們對繃緊身體及傷害預防的機制一無所知。經過大約1 小時的指導後，他們終於開始了解臥推的奧祕！」

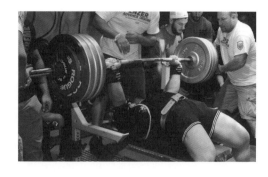

起始位置和準備

- 先坐上臥推凳，專心想像接下來的動作，要確實把每個肌肉的用力都想過一遍，並讓該啟動、該收縮的部位完美配合。準備好以後，再躺到槓鈴下方。

- 確實在斜方肌和雙手塗上止滑粉。如果臥推凳或地板會滑，可能需要使用止滑劑或噴霧，讓背部和雙腳腳掌確實接觸表面。

- 準備握槓，並調整雙腳腳掌位置，每次動作的準備過程都要一樣。

- 眼睛要位在槓鈴正下方，不要偏差太多。

- 鎖緊全身肌肉，雙腳用力抓緊地板。上背部往臥推凳用力壓緊，同時讓下背部稍微拱起。拱起的程度因人而異，目的是產生更多推力，但也可能導致背部疼痛，建議採取適中的做法，不要太極端。每次都只要稍微調整，並且不要讓脊椎彎曲太誇張。

- 要用力壓緊臥推凳，斜方肌壓陷進板凳裡。雙腳也要平穩踩地，以穩固全身的基礎。想像透過繃緊背部來創造第 2 張「板子」，就像在臥推凳上放了另一張板子。

- 雙手伸直出槓，同時啟動闊背肌（想像將菱形肌收緊），並讓雙腳用力踩地。這時候的感覺跟蹲舉時啟動闊背肌「扭彎」槓鈴的感覺相同。

- 永遠記得，雖然臥推很明顯是一個胸肌主導的動作，但對全身維持超級剛性的需求，與蹲舉和硬舉沒有分別，就是要跟雕像一樣緊繃。要將腳跟用力壓進地板，背部也要壓進臥推凳，並避免軀幹過於平直，記得軀幹要「往上抬」。

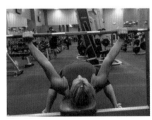 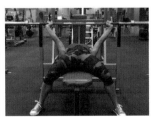

在固定的三腳架上，起始位置要將腳掌踩穩地板，收緊背部，眼睛位在槓鈴正下方。

握槓

- 雙手握住槓鈴，握在你的理想握槓位置。理想的握槓位置可以完整啟動你的闊背肌來扭彎槓鈴。這個位置因人而異，建議先從中等握距開始，大約和一般伏地挺身的握距相同，然後再慢慢實驗出來。
- 使用與手指連結的前臂肌肉，用力扭緊槓鈴，並專心維持上背部緊繃，用力到指關節泛白。整個人彷彿釘在臥推凳上，不搖晃，也沒有關節細微動作。
- 大拇指要圈住槓鈴，手掌滿握，絕對不可以虛握。

重點提醒

- 下背部拱起較多的人，槓鈴碰身體的位置會比較下面（接近雙腳），而拱起較少的人位置則會比較上面（接近臉部）。

槓桿

- 要了解自己的槓桿優勢。如果雙手較短，握距也可以短一些。
- 如果雙手較長且軀幹較寬，可以使用較寬的握距。
- 比起窄握，寬握可以啟動更多胸大肌、三角肌和闊背肌。
- 如果你的胸部特別強，寬握可以有效利用這個優勢。
- 多數訓練者的最佳握距，會介於極寬和極窄之間的中等握距。

關於臥推的起始位置

視身體狀況和受傷史，調整起始位置，這要考量許多因素。經過好友、好同事同時也是臥推界傳奇保羅·基（Paul Key）的協助下，我現在都提倡寬底的雙腳位置（雙腳往外踩，不要往內收），就像範例 A 的圖片所示。許多人都比較喜歡用這種方法做臥推，這是也經過嘗試和認證的做法。這種方法相當容易執行，也是我比較喜歡的起始位置。範例 B 的方法並沒有什麼問題，但我認為比較不好做，畢竟臥推應該是一個全身性的動作。我都會跟學員說，臥推是一個全身性的動作，對我身體造成的負擔甚至比蹲舉和硬舉還大，所以根據我的經驗，如果用範例 B 的方式來做臥推，會讓我的背部在起始位置時就感到疼痛，就連開始找麥吉爾教授復健後也一樣。神奇的是，我改成範例 A 這種較為寬底的踩法後，背部疼痛的問題就慢慢改善，後續整體恢復也越來越順利。此外，我的髖關節功能也變得更健全，讓我蹲舉和硬舉做得更順，彷彿這種踩法也能訓練其他 2 個動作一樣！

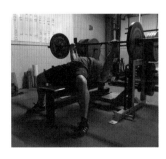 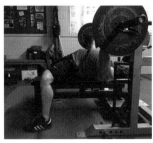

範例 A：寬底的起始位置。這是我最近比較喜歡的臥推起始位置，比較容易徵召全身的肌肉。

範例 A　寬底起始位置的優點	範例 A　寬底起始位置的缺點
更容易平衡	下背部拱起較少
腿部更容易用力	有些人會因為髖關節的位置或活動度限制，較難找到適當的雙腳位置
更有效率的槓鈴路徑	會對髖關節造成更大壓力和損傷
使用全身的力量	
對脊椎的整體壓力較少（比較不會有誇張的伸展）	

範例 B　內收起始位置的優點	範例 B　內收起始位置的缺點
脊椎拱起幅度較大，減少槓鈴移動路徑	較極端的伸展，為脊椎帶來較大壓力
較容易學習，是最常見的臥推起始位置	雙腳位置落到身體後方。因此腿推地的力量會大幅減少
對髖關節負荷較小，較不需要考量活動度和受傷史	較難徵召全身的肌肉，因為身體從頭到尾都必須很用力
	較難平衡，容易讓身體在負荷下產生關節細微動作，影響力量輸出

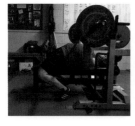 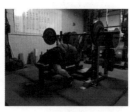

範例 B：內收的起始位置，這比較常見。圖中脊椎「拱起」的幅度明顯比範例 A 大許多。

雙腳和頭部的位置

- 雙腳位置通常取決於個人喜好。有些人會選擇以上兩種方法的折衷（雙腳距離介於 A 和 B 之間），但最後往往無法兼顧運動表現和傷害的復原力。建議每次都要使用穩定且相同的起始位置。
- 身體結構和活動度，可能讓你無法順利來到範例 A 的寬底起始位置，這時候就應該透過暖身來改善這個問題。
- 找出可讓腳跟在動作最底部能用力踩地的位置，以及理想的腳尖方向。
- 頭部穩穩鎖在臥推凳上不要抬起來，視線穩定凝視著天花板上的定點。

動作：上推

- 當你出槓以後（此時仍要維持 100% 超級剛性），控制住槓鈴，下降到胸骨，並等待裁判的上推指令。動作要快，但更重要的是控制。
- 想像槓鈴的路徑是一道斜坡。起始位置是肩關節正上方，低點則是胸骨。
- 槓鈴來到胸骨時，透過「扭彎」槓鈴來啟動闊背肌。
- 槓鈴下降的過程中，要想像自己是一顆彈簧，或是準備攻擊獵物的蛇。
- 一聽到上推指令，先將雙腳往下踩，把力量傳遞至闊背肌和胸大肌。槓鈴開始移動後，就一路用力到手臂打直鎖死為止。槓鈴接近最高點時，肱三頭肌的用力會越來越多。
- 往上推的過程中，無論重量感覺再輕，也不能允許任何一個身體部位鬆掉。任何地方鬆掉都可能導致槓鈴下沉，迫使你必須多推幾吋才能完成鎖死。
- 窄握距可以讓你更快把槓鈴從胸口往上推，但槓鈴路徑會變長。
- 一些訓練者可以藉著槓鈴快速下降，節省一些彈性位能，並用於上推階段，但要注意，絕對不要犧牲任何一丁點控制，來換取速度。
- 槓鈴往下之前，要預先做好呼吸（用啜吸的方式）。
- 槓鈴碰胸，等待上推指令時，要持續憋氣，並將腹部核心往外推。
- 槓鈴上推的過程不要吐氣，要用力憋氣到動作結束。

很多人都會低估肩胛的力量。臥推動作全程都要將肩胛收緊收好。如果肩胛鬆掉（往外往上轉）就會喪失很多力量和控制，也會讓槓鈴路徑變長。如果確實收緊肩胛，根據我的經驗，最多可以省下 3 吋的槓鈴路徑。過長

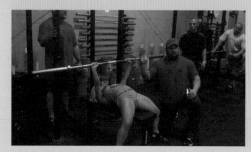

的槓鈴路徑會消耗力量，甚至導致動作在鎖死時無法平衡，並增加受傷風險，因為槓鈴的重量會偏向其中一邊的身體。

臥推完成的鎖死位置。不要放鬆肩胛，也不必再往上推更多！

臥推的弱點修正

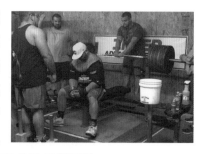

　　不良臥推技巧的範例，這種健美式的訓練方法會使用虛握（大拇指沒有包住槓鈴）。千萬不要在大重量訓練時，同時想著要肌肉生長和提升力量，一次專注一個目標就好。更多的錯誤在於，腳掌沒有踩穩，雙腿沒有用力，槓鈴下來時幾乎到了鎖骨的位置，手肘往外展開太多。以上錯誤都會降低力量輸出，並讓胸大肌和肩關節有更高的受傷風險。

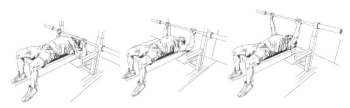

不良的臥推技巧。

槓鈴在胸口時失敗

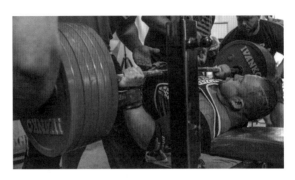

　　這時候也許就要處理胸大肌和胸小肌的弱點。換句話說，這個狀況的限制因素是胸部肌群較弱，所以只要加強該部位原則上就能改善。可先從輕重量來檢查有沒有哪些單純且明顯的問題，接著再檢視動作品質和發力方式有沒有更複雜的問題需要處理。

指導關鍵

　　要把臥推當作全身性動作，並同時調整動作技巧。良好的動作技巧才能帶來具備爆發力的動作，並讓我們更能專注訓練，培養完美的動作模式。也可以使用彈力帶和鐵鍊，來「修正」力量方向的問題和調整技術。另外，也不要忘記雙手要用力扭彎槓鈴。

有幫助的動作

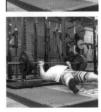
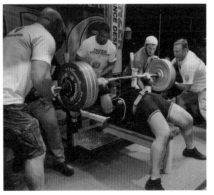

　　視過去的受傷狀況，可以訓練寬握臥推、負重雙槓下推，及直接訓練胸大肌，例如啞鈴臥推、暫停臥推、地板臥推。還可以做速度型訓練，例如使用彈力帶或鐵鍊來做臥推，讓胸部肌群輸出更多力量。

　　也可以考慮半程臥推、地板臥推或架上臥推，來提升信心和控制能力。

推到一半時失敗

要解決這個問題，通常就要想辦法克服障礙點。障礙點都發生在主導肌群轉折的地方，也就是從胸大肌主導變成肱三頭肌主導的時機。用半程臥推專門訓練這個轉折的地方，可以帶來很大的幫助。

指導關鍵

練習在障礙點時改變心理專注的目標，有一個實用的指導語：用力將肩胛收緊在一起，並用闊背肌來主導上推的力量，接著不斷透過肘關節伸展，直到打直鎖死的位置。

有幫助的動作

視過去的受傷狀況，可以用 2-3 塊板子來做半程臥推，或使用反向彈力帶臥推，依據你可以舉起的重量，選擇彈力帶的大小。

在障礙點做「磨練」（參見第 9 章之增強神經脈衝傳遞能力）也可以提升神經徵召效率，協助我們增強心理和神經的驅動力，並練習在障礙點扭彎槓鈴，讓胸大肌主導和肱三頭肌主導的轉換可以更順利，因此推得更輕鬆。

動作中段較容易失敗的話，窄握臥推也是相當有效的補強動作。可以改變平常習慣的握距，來到超窄握或中等握距，當然也可以搭配半程動作或反向彈力帶。這些都是較為進階的輔助動作，建議先熟悉上面提過較為基本的動作，例如窄握臥推和中等握距臥推。1 次改變 1 個變因就好，並花點時間觀察效果。

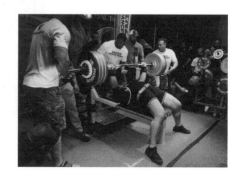

準備鎖死時失敗

這時候失敗的主因是肱三頭肌。要讓肱三頭肌得到最佳的啟動和控制，就必須有堅固的表面在下面支撐，而這個表面就來自穩定且鎖好的背。

指導關鍵

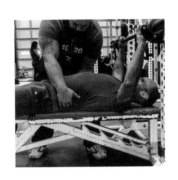

不要低估背部在臥推時扮演的角色。胸肌固然很重要，但也要善用闊背肌的力量，才可以順利完成動作。我們一直強調的扭彎槓鈴和收緊肩胛，是啟動背部肌群的關鍵。

有幫助的動作

視過去的受傷狀況，可以訓練架上臥推、行程更短的半程臥推（4-5塊板子，取決於手臂的長度）、板凳肱三頭肌下推、軍事肩推、法式彎舉、肱三頭肌下推和繩下拉等基本手臂訓練動作。如果要進一步訓練背部，划船和引體向上都是重要的動作。

因為穩定性問題而失敗

軀幹穩定性在所有動作都相當重要，連暖身也不例外。

指導關鍵

整個訓練過程都要專注於核心穩定和軀幹剛性，除了身體，也包括髖關節和肩關節周遭的肌肉：闊背肌、臀肌、背肌（豎脊肌、腰方肌）和腹斜肌。

胸椎塌陷（脊椎後凸）的訓練者很難讓背部平穩貼住板凳，這時候可以執行第二部介紹的「本體感覺神經肌肉誘發伸展」來改善活動度，藉此降低壓力、改善背部與板凳的接觸，讓發力過程更為順暢。

有幫助的動作

胸椎的本體感覺神經肌肉誘發伸展：詳見第二部的介紹。

鳥狗式：先從每邊 5 下開始，每下維持 10 秒，總共做 3 組。

單邊負重行走：一手拿啞鈴或壺鈴走一段距離，並維持軀幹挺直和核心張力。

單手壺鈴擺盪：壺鈴擺盪不同於蹲舉，是用核心來前後擺盪壺鈴。記得善用髖絞鏈來保護背部。

攪拌式：這也是麥吉爾教授很喜歡使用的核心穩定性訓練動作。執行方式是在瑜伽球上做棒式，並用前臂在球上畫圈圈。雙腳踩寬一些，並把軀幹鎖緊，所有動作都要來自肩關節。

麥吉爾單手啞鈴臥推：麥吉爾教授還有一個很棒的動作，可以改善身體兩側的平衡。拿一顆啞鈴或壺鈴來臥推，同時收緊沒有負重的那邊，來穩定核心並平衡軀幹。

總結

要清楚自己疼痛的機制，並調整起始位置和動作來避開這些機制。脊椎拱起的控制、雙腳的位置和全身繃緊，這些都相當重要。創造並輔助策略性穩定和活動度，是良好動作品質的關鍵。一切準備就緒，就把最佳的動作展現出來！

硬舉的技巧和指導語

起始位置和準備
身體位置

以下建議是根據「一般人」的身材比例：

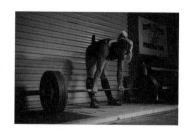

- 脛骨和槓鈴之間的距離會改變，所以一開始要站得靠近，但不要碰到槓鈴。膝蓋要位於槓鈴上方。

- 臀部要往下坐，就跟固定式蹲舉器材（power squat machine）的動作一樣。
- 眼睛往槓鈴的方向看，確保雙腳站在適當的位置。
- 雙腳站距比肩寬略窄，腳尖朝向外面，角度大約偏中線 5 公分。

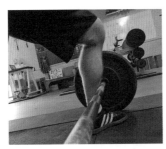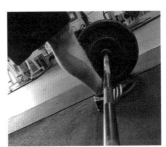

示範 1（左圖）的問題是太靠近槓鈴，示範 2（右圖）則是正確的起始位置。

握槓

- 雙手比雙腿略寬，大約在槓鈴滾花往外 1-2 公分的地方。
- 如果曾經背部疼痛，建議先從對稱的雙正握開始，這樣可以增加軀幹剛性。隨著重量增加，握力和整體體能都會提升（詳見第二部提過的握力訓練）。重量來到比賽水準時，可能會需要使用正反握（也建議交替正握和反握的手，來避免背部累積過多壓力）。先讓正握手抓緊槓鈴，再將反握手轉過來，好像要修理機車引擎一樣。
- 準備開始拉的時候，收縮肱三頭肌。此時肱三頭肌扮演的是拮抗肌的角色，收緊肱三頭肌，可以避免你站直鎖死時用手臂拉起槓鈴，因為這個動作會造成能量洩漏，並讓身體組織承受很大的壓力。
- 啟動並鎖緊闊背肌來創造楔緊動作，這樣可以確保胸口挺高，並將背部維持在正確位置。
- 保持雙手乾燥，建議在附近擺放毛巾，並常常補止滑粉。

雙腳和頭部的位置

- 脛骨、腓骨和股骨的長度比例，會決定雙腳的站距。大多數人適合的站距大約與肩同寬，如果不確定，可以從這個位置開始。
- 頭部的位置與蹲舉一樣，並將視線鎖定在牆壁和天花板的交界處。

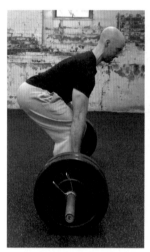 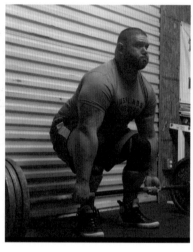

頸部較長的訓練者可以在啟動時，透過伸展頸部來創造一股彈震力量輔助動作。頸部較短的訓練者則建議將頸部往後收緊，並鎖好。

設定頸部位置

現在來處理肢段比例。收緊的頸部可以讓拉系列肌群懸吊在更穩定的支撐架上。我們曾經討論過，有些運動員的頸部較短，建議動作全程將頸部往後收緊。有些運動員的頸部較長，可以在全身繃緊的前提下，在頸部伸展時微微「彈震」，創造一股震波，將帶領力量傳到各個連動部位以拉動槓鈴。

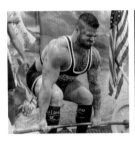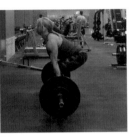

相當有效率的楔緊姿勢，已經準備好把腳跟踩進地板。

槓桿

- 隨時注意做好楔緊，常見的指導語是雙腳抓緊地板，闊背肌往下拉，並扭彎槓鈴。
- 盡可能讓槓鈴靠近身體。槓鈴離身體越遠，力矩就會越長，此時對槓鈴施的力量就會變小，增加動作失衡導致軀幹前彎的風險。

上拉

- 握槓前可以用力重踩地板，確認雙腳有足夠的張力，來喚醒神經系統，這時候發出吼叫、尖叫或用力甩動身體，也都會有效。
- 雙腳打直，準備握槓。這時候要讓髖關節來到「固定式蹲舉器材」的位置，先在槓鈴上做出 10-20% 的張力，再用拉力去除身體和槓鈴之間的鬆弛感。最大肌力 50% 以下的重量，最好是在正確楔緊的情況下，才讓槓鈴離開地板。
- 必須在動作開始前去「感受」槓鈴的重量，方法是先啟動身體各肌群，此時全身從頭到腳都會穩固繃緊，以準備好拉起重量。
- 楔緊動作做好，雙腳用力抓緊地板，再用腳跟推地，才能著手拉動。不要試著用手把槓鈴抓起來，而是要用全身的力量把槓鈴擠上來。
- 維持頭部和頸部在中立位置，這樣可以把胸口抬起來，並把重量放在腳跟，讓槓鈴路徑更貼近身體。
- 有時候脛骨可能會破皮流血。這是正常的，請繼續讓槓鈴靠緊。建議穿上適合的硬舉襪。

來到站直鎖死的位子

- 槓鈴往上經過脛骨時，想像股四頭肌要透過槓鈴往前發射出去。
- 槓鈴經過膝蓋時，將下巴和頭部往後上方抬起，但不要讓動作大到視線跑到上方，要記得把頸部收緊。
- 此時槓鈴速度會開始變慢，要盡全力收緊臀肌，並將髖關節推往槓鈴的方向，或是有些訓練者會想像把髖關節「拉向」槓鈴。你可以試試看哪種指導語對自己比較有效。
- 用力收緊臀肌，讓髖關節來到最佳的位置，讓雙腿發揮出最大的力量。

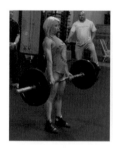 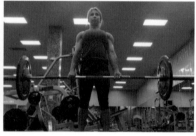

站直鎖死的時候，將股四頭肌收縮，腳跟推地，臀肌收緊，並努力維持脊椎曲線。

重點提醒

- 要充滿爆發感，透過你的楔緊動作來負載並扭緊槓鈴，並透過腳跟發力。
- 不要為了更快完成動作，讓重量使背部變圓，而是要確實做好楔緊。動作品質比速度還重要。
- 要有耐心，硬舉的技術成分相當高。
- 你會看到很多人把槓鈴往上拉的過程，讓槓鈴「爬上」他們的腿，這代表核心已經失去剛性，力量已經不夠，無法繼續鎖緊身體，也無法夾緊臀部拉動髖關節來穩定完成動作。
- 如果不確定是否確實站直鎖死，就更加用力地收縮股四頭肌。站直鎖死的時候，可以再次想像把腳跟用力踩進地板。

相撲硬舉

　　相撲硬舉和傳統硬舉類似，但如果髖關節活動度足夠，可以讓你做到更有利的施力角度。這兩種硬舉的主要差異在於動作技巧、握槓位置和站距。相撲硬舉的站距比較接近蹲舉，而傳統硬舉的站距則比較窄，大概與肩同寬左右。對大多數人來說，除了站距較寬和雙手伸直往下握槓，在來到正確的準備位置之後，其他諸如指導語等，相撲硬舉都和傳統硬舉一樣。另外，相撲硬舉的髖關節位置也會稍微低 5-8 公分左右。相撲硬舉對於髖關節和腿部的啟動較多，而傳統硬舉則對背部有較大的要求。和蹲舉一樣，記得要用髖關節的力量來「踩開地板」。

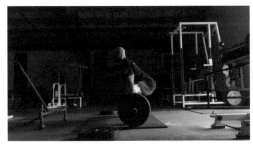 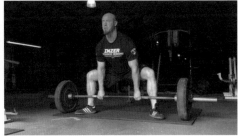

相撲硬舉的智慧

- 通常不建議直接用蠻力做相撲硬舉。你必須來到對的位置、並以正確的方式繃緊核心，來把重量「擠」上來。
- 站距的影響因素很多，包括髖關節活動度和股骨長度。可以先從蹲舉的站姿開始，再慢慢根據肢段比例和活動度等因素慢慢調整。
- 鎖住背部做好楔緊動作，並嘗試找出最適合的髖部高度。膝蓋往外推、扭緊槓鈴，再用腳跟推地帶起槓鈴。
- 頭部和胸部的位置和傳統硬舉差不多。
- 只要讓雙手在雙腿的範圍內，可以自由嘗試握距，但如果握距太窄，就無法在站直鎖死時伸展胸椎，體型較大的訓練者更是如此。

傳統硬舉 vs. 相撲硬舉

關於哪一種硬舉的力學角度比較有利、我們應該使用哪一種硬舉，一直是許多人爭論的焦點。我也看過很多理論上適合做相撲硬舉的人，把傳統硬舉做得非常好，反之亦然。一般來說，體型較矮壯的訓練者會偏向相撲硬舉，而較高瘦的運動員則偏向傳統硬舉。不過，影響因素可不只體型。受傷史、訓練資歷也都會影響適合的硬舉形式，當然還有肌力水準、特定弱點等等先天和後天因素。如果背部曾經嚴重受傷，我建議做相撲硬舉來保護背部，如果髖關節在蹲舉和臥推後已經有很大的壓力，可能可以考慮傳統硬舉。要注意的是，調整到另一種硬舉形式，會花上不少時間。如果習慣了其中一種，另一種可能就會顯得相對困難。請保持耐心並多花點時間，不管選擇哪一種，就把它練好。

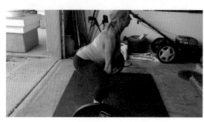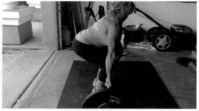

從側邊看，相撲硬舉（左）和傳統硬舉（右）幾乎一樣，而且也應該幾乎一樣。

硬舉的弱點修正

槓鈴準備離地時失敗

這裡要檢查的是髖部和雙腿是否夠強壯，以及是否在正確的位置。是因為重量太重所以立刻失敗？還是你只靠背部的力量來做動作？做動作的時候腿有打直嗎？動作一開始就失敗，有很多可能的原因。

指導關鍵

位置很重要，你必須確認站到理想位置，才能發揮最佳的力學優勢。要確認鎖好楔緊位置，並將槓鈴擠離地面，不要用上半身的力量猛拉。背部也要繃緊鎖住，肚子用力往外推向腰帶。

有幫助的動作

失敗的機制會決定需要的矯正動作。舉例來說，如果脊椎可以彎曲且不會引發疼痛，就可以使用赤字硬舉（站在較高的地方做硬舉）、不同的硬舉型態（如果常做相撲硬舉，偶爾可以換成傳統硬舉）、腿推或箱上蹲等等動作來矯正。要注意動作品質和動作的爆發感，也就是在緩慢移動和猛烈拉起重量之間取得平衡。另外，不圓背的直腿硬舉，對相撲硬舉和傳統硬舉都有幫助。

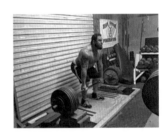

墊高硬舉：不需要做到比賽動作幅度的時候使用。

槓鈴上升過程中失敗

如果會出現這樣的問題，要先處理背部的弱點，看看是否動作全程都能將背部鎖定在最強壯的位置。另外，也要有一種行雲流水的感覺，也就是拉起重量時全身要一起產生動作，不能分段。

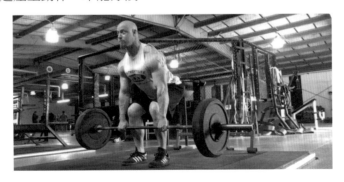

指導關鍵

　　全身一起產生流暢動作的關鍵很重要。之所以會在槓鈴上升過程中失敗，是因為主導肌群在髖部和腿部之間轉換，因此有人會想要猛烈用力拉起槓鈴，卻造成反效果。背部應該像鐵棒一樣繃緊，動作過程中也要保持耐性。

有幫助的動作

　　視過去的受傷狀況，可以訓練墊高 10 公分左右的墊高硬舉、各種高度的架上拉、臀腿舉、手拉繩髖伸、槓鈴划船、鳥狗式和引體向上。

站直鎖死時失敗

　　不管相撲還是傳統，完成大重量硬舉的關鍵，是在站直鎖死時，將髖關節往前送。也就是說，要避免槓鈴沿著腿爬上來或抖上來，因為這樣對脊椎會造成傷害，比賽時也會被判為失敗。

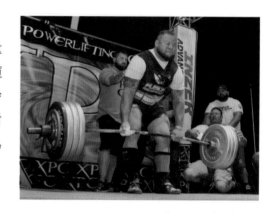

指導關鍵

　　夾緊臀部，這樣可以讓髖關節來到正確位置，以順利完成動作。要有耐心，讓背部和髖部完成它們的任務。這時候千萬不要試圖猛拉槓鈴。最糟的情況，就是在喪失耐心或害怕的情況下，猛拉槓鈴讓它沿著腿部往上爬，最後還失敗。

有幫助的動作

　　視過去的受傷狀況，可以訓練架上硬舉、墊高 15 公分左右的墊高硬舉、早安、划船、聳肩、負重行走、鳥狗式和臀腿舉。

硬舉的最後提醒

勾握是將大拇指繞到槓鈴下方，並用其他手指包住槓鈴和大拇指。如果做到熟練，勾握會是硬舉成功的祕密武器。比起正反握，勾握不僅可以讓我們起始位置的槓桿更有優勢，也可以避免肱二頭肌在拉起槓鈴時拉傷。熟練勾握的人，也常常說槓鈴不會滑掉，也不會因為握力不足而失敗。克服疼痛和不適感之後，你就練成了無敵金手指。麥吉爾教授常常建議要嘗試勾握，不僅因為力學角度較好，而且也會對脊椎更友善。可以複習第二部中的第二階段針對抓握的指導，透過「扭彎」槓鈴來繃緊核心，這樣就能在脊椎受到保護的情況下，用無堅不摧的金手指勾住槓鈴，並從髖部發力來拉起槓鈴。我們不建議使用助握帶，請用第二部提到的方式來訓練握力。我在復健的時候，所有的硬舉都使用勾握，直到大拇指受不了為止。老實說，我不夠堅強，無法承受勾握帶來的疼痛，因此並沒有非常精通。不過，有些大力士、舉重和健力運動員都會努力提升勾握的訓練耐受度，用勾握做多下反覆次數（非常困難），甚至有人會不斷用鐵鎚等鈍器敲打大拇指來提升忍痛能力，我們當然不建議這樣做。總而言之，勾握確實會很痛，但如果身心都能忍受，你就掌握了硬舉最棒的工具。

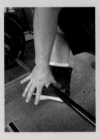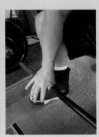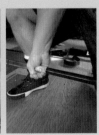

總結

　　硬舉的技術成分非常高，頂尖運動員都會說他們已經練了很多年，但動作還是有調整空間，表示大量練習相當重要。有太多人都說做硬舉造成他們的背部受傷，但原因通常都是動作品質不佳。不要跟他們犯一樣的錯誤！

輔助訓練動作

　　適當的輔助訓練動作可以提升運動表現，降低受傷風險，而適當的計畫更能提升我們的訓練耐受度。每個人都有弱點，初學者通常全身都是弱點，但就算是菁英等級的力量型運動員，也可以透過特定輔助動作來改善弱點。有些人覺得只需要訓練比賽動作就可以了，但這個想法其實不正確，因為動作品質會下降，導致身體組織壓力過大，長久下來會出問題。好消息是，就算只有細微的調整，也能讓初學者的訓練得到很大的改善

　　可以參考第二部討論的各種動作來處理弱點，調整需要的活動度、剛性、和穩定性，並提升使用肌力的技術。當然，最重要的還是先訓練出基礎的肌力，之後再將上述特質調整到最平衡的狀況，來提升運動表現。

麥吉爾教授對於使用輔助動作的看法

曾經受傷的力量型運動員，以前的課表都會常常出現高反覆、高強度的「大」動作或比賽動作，例如蹲舉、臥推、硬舉。這樣的課表可能會有問題。針對一些非常強壯運動員的訓練計畫作比較之後，我們會發現有趣的地方。很多人看了他們的課表，會發現大動作的訓練量很少，因此認為他們訓練量不足。他們大動作的反覆次數確實比較少，但花了很多心思執行適當的輔助動作。為什麼要這樣？

用高反覆來訓練大動作，常常會讓動作品質下降，進而汙染「肌肉記憶」，造成失衡的動作型態，這時候大腦就無法發揮出最強的肌力。如果你是一名力量型運動員，訓練時建議不要做太多比賽動作，而是使用較輕的重量來執行相關的變化動作。

以前曾經有一位背部疼痛的運動員來找我諮詢，我花了很多時間都檢測不出他疼痛的原因。後來我請他做會造成疼痛的動作，他就做了自己專項運動的主要動作。我問他這個動作的組數次數怎麼安排，他竟然跟我說每天會做 100 下。他所犯的錯誤，就是認為大量執行比賽動作，會有效提升運動表現。事實上，這樣只會讓他更虛弱甚至受傷。透過輔助動作，他最後終於克服了疼痛。

蹲舉、臥推、硬舉輔助動作索引和原則

蹲舉

輔助動作 A：做完主要訓練動作後，最重要的輔助動作。

以下擇 1 項（2-4 組，每組做 2-6 下）

- 暫停深蹲、箱上蹲、超寬站距箱上蹲、窄站姿深蹲、前蹲舉、相撲硬舉（靜態啟動或觸地反彈）、半蹲、高速深蹲、練習深蹲動作、暫停前蹲舉。

輔助動作 B：重要性較低的輔助動作。

以下選 2 項（2-4 組，每組做 8-15 下）

- 臀腿舉、拱背早安、腿推（限制動作幅度，對股四頭肌持續加壓，速度可以快，但要有控制）、酒杯式深蹲、單腳早安、半蹲、菱形槓硬舉、後腳抬高蹲、弓箭步（徒手或拿壺鈴）。

輔助動作 C：最不重要的輔助動作，用來當最後的體能訓練。

視需求選 1-2 項（2-4 組）

- 與暖身一樣的「麥吉爾的核心大三」來增強核心。
- 大腿伸展（可以使用彈力帶）總數 100 下、坐姿腿後勾（可以使用彈力帶）總數 100 下、側棒式、倒提壺鈴行走、麥吉爾捲腹、攪拌式、鳥狗式來當作緩和、拉雪橇（用快走的速度拉 91 公尺 [100 碼]，共 1-3 趟）、雪橇衝刺、反向拉雪橇（用快走的速度拉 91 公尺 [100 碼]，共 1-3 趟）。

臥推

輔助動作 A：做完主要訓練動作後，最重要的輔助動作。

以下擇 1 項（2-4 組，每組做 2-6 下）

- 地板臥推、半程臥推、窄握臥推、反向彈力帶半程臥推、站姿槓鈴或啞

鈴間推、上斜啞鈴臥推、碰胸反彈臥推、長暫停臥推（2 秒以上）、高速臥推、練習臥推動作。

輔助動作 B：重要性較低的輔助動作。

以下選 2 項（2-4 組，每組做 8-15 下）

- 傳統雙槓下推（徒手或負重）、板凳肱三頭肌下推、上斜啞鈴臥推、平板啞鈴臥推、屈臂臥推、法式彎舉（可使用啞鈴或槓鈴）

輔助動作 C：最不重要的輔助動作，用來當最後的體能訓練。

視需求選 1-2 項（2-4 組）

- 核心動作和先前提過的一樣。胸部和肱三頭肌相關的輔助動作，可以當作體能訓練，做到接近力竭。至於單手的動作，兩邊都要執行指定的反覆次數。
- 彈力帶飛鳥 100 下、鳥狗式、麥吉爾捲腹、彈力帶下推 100 下當作訓練收尾、鎚式彎舉（訓練並保養肱二頭肌肌腱）、反向啞鈴彎舉（道理和鎚式彎舉一樣）、伏地挺身、半程伏地挺身、麥吉爾單手啞鈴臥推（用繃緊的核心來穩定）

硬舉

輔助動作 A：做完主要訓練動作後，最重要的輔助動作。

以下擇 1 項（2-4 組，每組做 2-6 下）

- 墊高硬舉（將重量墊高 15 公分左右）、架上拉（脛骨中段和膝上都可以）、赤字硬舉（站在 5 公分以下的板子上做硬舉）、自己不習慣的硬舉（習慣做傳統的人換成相撲硬舉）、高反覆硬舉、暫停硬舉（大約在脛骨中間暫停）、拱背早安、直背直腿硬舉（相撲和傳統都可以）、高速硬舉、練習硬舉動作。

輔助動作 B：重要性較低的輔助動作。

以下選 2 項（2-4 組，每組做 8-15 下）

- 槓鈴划船（每下都放回地上）、架上暫停槓鈴划船（嚴格監控動作品質）、引體向上、麥吉爾引體向上（用很高的收縮負荷，每組只做 1 下）、單手啞鈴划船。
- 槓鈴或啞鈴聳肩、胸口支撐划船、寬站姿箱上蹲、窄站姿深蹲、暫停深蹲、臀腿舉、腿推（和半蹲一樣限制動作幅度）、前蹲舉、菱形槓硬舉。

輔助動作 C：最不重要的輔助動作，用來當最後的體能訓練。

視需求選 1-2 項（2-4 組）

- 核心動作和先前提過的一樣。
- 體能會以距離來測量，每次增加 100-300 碼（91-274 公尺）。
- 大腿延伸（可以使用彈力帶）100 下作為訓練收尾、坐姿腿後勾（可以使用彈力帶）100 下作為訓練收尾、側棒式、農夫走路、單邊負重行走、倒提壺鈴行走、麥吉爾捲腹、攪拌式、鳥狗式當作緩和、拉雪橇（用快走的速度拉 91 公尺 [100 碼]，共 1-3 趟）、雪橇衝刺、反向拉雪橇（用快走的速度拉 91 公尺 [100 碼]，共 1-3 趟）。

做輔助動作時，要保留一些體力

輔助動作的每 1 組（尤其是 A 和 B 的複合式動作）都建議考慮保留 2-3 下的次數，來避免疲勞。對力量型運動員來說，沒有必要做到完全力竭，這樣對身心都不會有好處。輔助動作的訓練量和強度會在訓練週期的中間來到最高，然後慢慢減量。如果要進一步了解輔助動作的訓練計畫和應用，可以參考我的著作《10 ／ 20 ／一生》。

全部結合起來

以下提供一個為期 3 週的硬舉小週期範例，適合障礙點出現在接近站直鎖死時的訓練者。主要動作的訓練強度和訓練量，取決於訓練階段和最終的目標。輔助動作都是從剛剛的索引中精挑細選出來。記得根據本章「弱點修正」中的指導建議，來選出適合自己的輔助動作 A、B、C。

第 1 週——

所有動作用 70% 強度做傳統硬舉 5×5，最後做 1 組高強度的 5 下。

A.**墊高硬舉（15 公分左右）**：做到 1 組最高強度的 3 下

B.**麥吉爾引體向上**：10 下　　　　　B.**槓鈴聳肩**：3×12

C.**拉雪橇**：91 公尺（100 碼）×2　　C.**農夫走路**：91 公尺（100 碼）×2

第 2 週——

所有動作用 75% 強度做傳統硬舉 4×4，最後做 1 組高強度的 4 下。

A.**墊高硬舉（15 公分左右）**：做到 1 組最高強度的 3 下

B.**麥吉爾引體向上**：12 下　　　　　B.**槓鈴聳肩**：3×15

C.**拉雪橇**：91 公尺（100 碼）×3　　C.**農夫走路**：91 公尺（100 碼）×3

第 3 週——

降負荷，本週使用輕重量，主要是維持並調整動作。

所有動作用 50% 強度做相撲硬舉 5 下，專注在繃緊身體和動作品質，每下之間不用休息太久。

A.**墊高硬舉（15 公分左右）**：做到 1 組最高強度的 3 下

B.**麥吉爾引體向上**：8 下　　　　　B.**槓鈴聳肩**：3×10

C.**拉雪橇**：91 公尺（100 碼）×2　　C.**農夫走路**：91 公尺（100 碼）×2

第 13 章

訓練的智慧來自血淋淋的教訓
TRAINING WISDOM – LESSONS EARNED THE HARD WAY

訓練心態和方法

　　我在 2013 年 5 月來到麥吉爾教授的實驗室，初步檢查後我們做的第一件事，就是做墊高硬舉，讓他有機會分析我的動作。他馬上就注意到我在做空槓硬舉時相當隨便。隨便的不只是我的動作，就連我的心態和方法都一樣。這種鬆散的態度，是他要我在復健過程中首先改善的地方。這邊我也邀請各位讀者檢視自己的態度。不管面對再輕的重量，你都沒有比它「厲害」。如果不尊重眼前的重量，

有一天你會後悔。要知道，就算是世界最強的力量型運動員，如果在把家裡養的巴吉度獵犬放到車上時不使用正確的動作技巧，也可能會抽筋，甚至傷到椎間盤。不管面對任何重量，我們都必須時時刻刻懷抱警戒和慎重，保持運動員該有的心態。

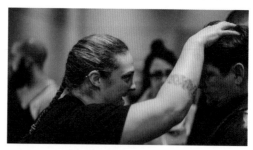

隨便的心態無法帶來最極致的表現。

有大心態才能舉起大重量

　　面對大重量時，身心都容不下半點犯錯的空間。我在每組之間加重的時候，都會根據眼前的重量調整我心理力量的火爐開關，從輕微、中等熱度，到最後則是超級火燙。結果發現，這種緩慢加溫的策略是一個很大的錯誤。我們根本沒有自滿的理由，也不必擔心健身房裡的其他人怎麼看待自己。我在克服傷害並調整心態之後，每次訓練一開始就會把內心的火爐調到超級熱，而在當我身體感覺到有點重的

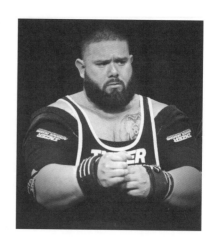

時候，就會加到全身幾乎都被火焰吞噬的程度。如果能從這種等級開始，每組之間持續加重時，身體就會自然加溫。面對槓鈴時，要抱持著必死的決心，從當天的第一次動作到最後一次動作，全都一樣。這時候你就必須相信自己透過動作練習打下的良好基礎，並相信身體現在有能力奮戰到底，同時維持動作品質並避免傷害。

想像

做動作之前，我都會想像接下來會發生的事，從外表看起來的樣子到身心的感覺都會想一遍，以確保我自己可以順利執行每次動作。和朋友、同事或客戶一起訓練的時候我都會感到特別有壓力，因為必須樹立好榜樣，所以這時候我就會加倍專注，試著不要受到他人目光的影響。每一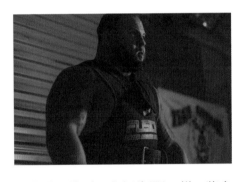組動作我都會練習把身體的力量盡量發揮出來，好像要把自己逼到極限一樣，將身體盡量繃緊，並拿出最凶狠的心態。我會故意在心理創造出很極端的情景，來觸發我的戰鬥本能。

有時候我會在內心跟自己玩遊戲，來啟動戰鬥的動機，例如我如果沒有上前去征服眼前的重量，我會罵自己懦夫。有時候我會想像自己被忽略、被輕視，或是想像有人刻意排擠我，或期待我再次失敗。簡單來說，就是想像一些會讓我憤怒的事情。訓練的時候，絕對沒有快樂的空間。訓練不是兒戲，而是生死攸關的時刻，我們都必須了解。有時候我會很害怕，但不是因為怕受傷，而是害怕我會錯失自己很有把握的重量。想到自己出現這種丟臉或尷尬的時刻，我就會生氣。類似這樣的小事，讓我總能夠在面對槓鈴時保持敏銳的身心狀況。

如果想要進步，哪怕只有一點點，其實根本不用想太多，只需要透過想像整個過程就可以做到。有些人可能覺得這點聽起來很蠢，但沒關係，而且訓練和人生許多地方都可以互相呼應。我們都曾經事先準備並練習演講、課程、甚至是衝突對吧？對我來說，這些事情與訓練沒什麼差別。如果要成功，就要相信自己可以達到目標，而有什麼比想像整個過程更能提升信心呢？這不過是我們練習成功的另一種辦法。

很少人真正明白自我對話的意義。他們不明白也沒關係，但如果你曾經背著半噸的重量在身上（我的蹲舉最高紀錄是 1,185 磅，也就是 537.5 公斤），你就做過一件大部分的人都無法經歷的事，因此他們根本不會理解。如果你曾經懷疑心理是否真的能透過增加天然刺激物和荷爾蒙來改變身體，請想像一下，你想到自己最愛吃的食物時，不也會垂涎三尺嗎？你完全有能力透過想像來讓自己的表現「提升一個檔次」，這是一種心理和精神的行為，也完全有科學依據。

現在讓我跟你分享，我在備賽時如何透過想像與自我對話來影響我的內心。

上場前的夜晚

大重量蹲舉或硬舉前一天晚上，我會開始做一些預先的想像。我會先把明天會發生的事情想像一遍，包括我會穿什麼衣服，到健身房時會有什麼感覺，要怎麼加重等等。我甚至會想像開車時要聽什麼音樂、暖身要做哪些動作，以及真正扛起槓鈴前會流的汗。我的內心會浮現每一個槓片加上去的過程，也會想像計算重量正在增加，但我會感到越來越上手和輕

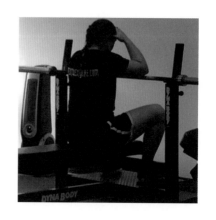

鬆。我會想像我的團隊看著我用完美的動作品質完成動作，然後他們會跑過來拍我的脖子，並對著我大聲鼓勵。經過想像之後，我隔天就會把這些內容一一實現。我心中已經把當天的內容彩排一遍了，到時候只不過是再做一次而已！

比賽當天

比賽的前一天晚上，我的心理準備和剛剛提到的很類似。我會稍微早一點睡覺，確保得到足夠的休息（雖然這跟我身為夜貓子的習性不符）。睡前我會躺在床上想像明天有哪些重要的事。我承認每場比賽都可能是我的最後一場，但對於傷後還能上場比賽，我只有滿滿的感謝和謙卑。我花了那麼多心思復健和訓練，在場上當然必須全力以赴才對得起自己。這種混合著期待、焦慮和亢奮的心情，

著實令人上癮。我的心會開始沉迷於刺激我戰鬥本能的事物，我也確定我的身體會知道 13 或 14 小時之後上場時該做什麼。我會坦然面對這種亢奮，然後慢慢冷靜下來，讓自己回到較為平和的狀態，因為這時候還不需要讓腎上腺素噴發。

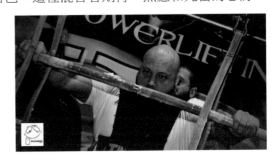

比賽前幾天除非我必須減重，否則我一定會按照習慣的飲食，不讓新的變因影響我的身體。比賽當天我會很早到現場，並想像當天會發生什麼事，有哪些人會到場，他們會怎麼看待和想像我的動作，以及我做起來多麼輕而易舉。然後我會到外面走走路，並花點時間禱告。

我祈禱上帝能夠保護我，讓我上場時發揮最棒的表現，也讓我能拿出真正職業選手的風範。

祈禱結束後，我會繼續走走，並想著這一路上我經歷的一切，以及如果沒有經歷過這些過程來重拾健康會怎麼辦，然後我就會非常感激這一切。我的自滿只會持續一秒鐘，我知道現在我擁有的一切很可能會再度失去，所以我要好好把握當下。

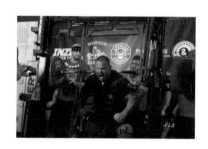

倒數階段

回到比賽現場後，我會繼續走路和自我對話，也會開始評估自己的身心狀況。這時候我會先忽略腎上腺素，誠實檢視自己的狀況。我現在的感覺如何？有沒有哪裡疼痛？現在的感覺跟平常一樣嗎？可能要做那些調整？這時候如果必須做些什麼，我就會立刻執行，例如攝取更多咖啡因、熱敷髖部、重新集中精神等等。取決於距離比賽的時間，我會開始暖身，或是吃東西喝東西，並和教練與團隊成員討論比賽計畫，之後坐下來休息一下，並維持專注。在我開始蹲舉的暖身以前，不太會點燃前面所說的內心火焰。

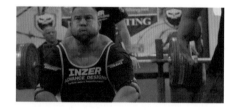

暖身的時候我才會停止內心的對話，並啟動內心的火爐，讓戰逃反應的本能將我吞噬。上場的時間不知不覺就到了，出發！

給身體的指令

麥吉爾教授教過我，無論眼前的重量是多少，都要大吼並重踩地板，來喚醒我的身心。這種方法真的有效。我發現自己已經將這種準備方式內化，因為我常常練習在沒有人的時候繃緊肌肉，用力抓著某個東西大吼，好像我即將在廚房或我的書桌扛起很重的槓鈴一樣。聽起來可能有點瘋狂，但這是我隨時隨地處在

運動員心態的結果。人家都說練習造就完美，而我發現我越是將這種模式印在腦海裡，我在健身房需要的時候就越能夠利用。

用力拍背和腎上腺素

有些運動員在作心理準備時，會喜歡人家對他大吼或鼓勵，有些人則不喜歡被打擾。而我真的很喜歡被拍背，其實很多人也一樣，尤其是大力士選手和健力選手要舉起很大的重量前，會用這種方法讓腎上腺素噴發，引起戰逃反應。對我來說，這樣能讓我不會想太多，並專心奮戰。有些運動員一直在試著讓自己更進入狀況，因此需要用這種極端的方式來確保自己不會想太多。不過，要注意的是，這有 2 個副作用：首先，太大力拍背可能會造成腦震盪甚至暈倒（我親眼看過），這樣會毀了他們的試舉甚至整場比賽。再來，有些人並不太熟悉這種特定的動作模式，在過於亢奮而且腎上腺素作用太強的狀況下，上場時心理變得一片空白，最後反而搞砸了試舉（這個比較常見）。

我建議平常訓練時要先練習（要依照比賽的情況練習），但這個做法對我來說很重要。要知道我們拍打的地方是斜方肌上肌肉比較多的地方，不是直接攻擊頸部、背部或頭部。聽起來可能很愚蠢，但要記得為動機設下底線。換句話說，要搞清楚狀況，並只在需要的時候使用這招。在適當的時機出現前，不要虐待你自己或訓練夥伴的腎上腺和身體。

要知道，每個人的身心都有很大的差異。想知道其他人是如何在比賽日作心理準備嗎？你可以關注 UFC 選手從更衣室走出來，一路進到八角籠的時候。有些人會非常亢奮，隨著節奏強烈的音樂跳上跳下，並拍打臉頰、握緊拳頭，他們內心的激動完全寫在臉上。

另一方面，有些運動員則走得很慢，而且顯得相當冷靜沉著，根本就跟和尚一樣（就像傳統武術大師）。有時候他們的出場音樂相當柔和，並若無其事等待出場。他們有自己的辦法，在不需要將情緒顯露出來的情況下作好心理準備。

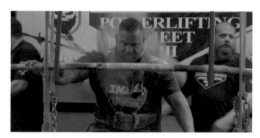

布萊恩接受大力拍背的照片！

一致性和自動導航的感覺

增加重量或上場比賽的時候，你的動作和身體狀況不應該有太大的改變，所以我們平常訓練時，會練習正確的動作和強度，讓正確的技術變成本能。不過，在面對較大負荷時，身體還是會自動作出一些調整。只要這些調整不至於影響動作品質或核心剛性，就沒什麼問題。舉例來說，我的髖關節相當緊繃，不像其他運動員的活動度那麼好。重量很輕的時候，我不太能夠蹲得很深，但重量上去以後，我蹲的深度就不會有問題。我要說的是，雖然我會努力改善髖關節活動度和關節健康，我還是刻意避免讓關節活動到我身體不允許的範圍。換句話說，我只追求執行動作所需的活動度。雖然重量很輕的時候我很難蹲低，我還是不會因為深度而犧牲動作品質。我會一組比一組蹲得更深，直到符合比賽標準為止。無論重量是多少，我都不會妥協。

指標

我都會請教練和訓練夥伴給我回饋，告訴我在訓練時和比賽中 2 次試舉中間的時間表現得如何。我會把自己的動作錄下來，並重複觀看，也會找他們一起看，並問問他們的意見。我希望得到的是逆耳忠言，而不是一味的鼓勵。這雙額

外的眼睛常常能夠告訴我哪裡需要改進。我的動作是否穩定且正常？為什麼蹲舉時我的重心會往前跑？下一組該怎麼調整？他們指出我的動作瑕疵時，我都會很惱怒，但主要是對自己惱怒，而不是對教練，但我知道我需要這些意見，才能改善自己的弱點。訓練時有點生氣沒問題，總比太快樂或自滿來得好。自滿會導致平庸，讓我們永遠無法達到卓越。這些口頭和影像的建議與我自己的主觀判斷，就是我最需要的指標，告訴我哪些地方必須立即改善，或在下次訓練時改善。

指標的範例：克服受傷以後，我的髖部常常非常緊繃。現在只要我覺得髖部有點緊，我就會確保自己的暖身是否適當。如果沒問題，我就會在該週的訓練加入一些活動度訓練，來改善過緊的關節。了解哪些動作可以強化弱點，對我

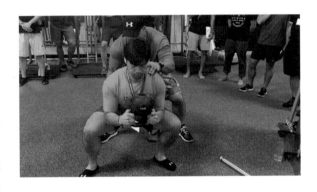

們來說非常重要。以我的髖部為例，麥吉爾教授建議我拿壺鈴做暫停酒杯式深蹲，並在這個位置左右擺動，慢慢打開兩側的髖關節窩。

音樂

我跟麥吉爾教授對音樂有不同的意見，原因是我們的背景不一樣。健力比賽和練健力訓練中心充滿各種節奏強烈的音樂，所以我很習慣了，而麥吉爾教授在與運動員諮詢並想辦法改善他們的問題時，則喜歡心無旁騖專注在眼前的任務。在他的實驗室，我們不能吃口香糖，也不能戴帽子，因為這樣他才可以確認運動員的視線。我發現有些類型的音樂可以促進我的腎上腺素，並讓我提升專注力來達到更好的表現。每次我進到這種「心流」的時候，幾乎都不會注意到身邊

的噪音。在健身房裡面，可以將音樂視為另一個無法控制的變因，並用內心的聲音去對抗它。另一方面，我們都有一些「提振士氣」的音樂清單，可以營造某種緊迫感，有時候可以對訓練產生正面的影響。你可以善用這種音樂來提升能量。我認為只要不要在背起槓鈴時還在擔心要放什麼音樂，音樂就不會影響訓練。如果可以選擇，我會在需要專注時放潘特拉合唱團（Pantera）或工具樂隊（Tool）的音樂，這些音樂都和比賽時會放的很

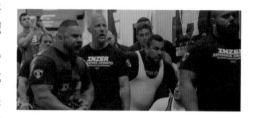

像。我其實不是在專心聽音樂，而是把它當作背景音，打造適合我的訓練或比賽環境，讓我可以順利完成動作。對我來說，音樂可以讓我更專注，但我如果發現自己受到干擾，也會毫不猶豫立刻關掉。

　　有些人對待音樂的方式卻完全不同。有些自稱運動員的人，在走向槓鈴的時候會隨著音樂起舞，表現得相當隨興，自以為這樣可以讓他們拿出面對比賽該有的表現。每次看到這種人，我都非常生氣。這種隨便的舉止相當不尊重運動，令人難過，而且有些年輕人也會爭相模仿，還在那邊沾沾自喜。

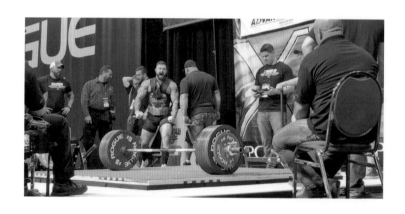

準備拿起槓鈴之前，絕對不能有一分一秒的分心。如果你發現自己分心了，無論什麼事情，請先把它解決。有時候分心的來源可能是訓練夥伴一直講話，但如果他們不夠認真看待訓練，或是沒有協助你在追求極致表現的情況下保持安全和健康，就要想辦法讓他們閉嘴，或直接請他們離開。畢竟這些無關緊要的話根本不會讓內心的火爐加溫，只會帶來不必要的干擾，並影響專注和能量而已。15年來，我都在 Team Samson 這間位於佛羅里達州傑克遜維爾市的健力訓練中心訓練，遇過各式各樣的人，過程中也有些人因為不了解或不在意我們想要專注達成的目標，而被趕出去。在毫無準備下跑進一群猛獸的巢穴，可是會出事的。

第 14 章

退休，知道什麼時候該停下腳步
RETIREMENT: KNOWING WHEN TO STEP AWAY

一切事物終究敵不過時間。年齡會帶來智慧，而我在健力運動生涯中，也學到無數寶貴的知識，讓我有幸透過訓練成為一名冠軍以及帶領者。我也漸漸接受了一個事實：成為菁英運動員的代價就是付出健康。血淋淋的數據告訴我們，NFL球員多參加 1 年的比賽，平均壽命就會減少 3 歲。健力選手的平均壽命還沒有正式研究，但如果出現類似的數據，也毫不令人意外。

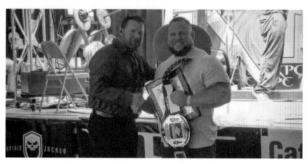

2017 年阿諾盃冠軍，這也是我的最後一場比賽。

許多力量型運動員都會死於心臟衰竭，因為訓練和比賽帶來的高血壓對心血管系統的壓力太大。肌肉生長型的訓練計畫，也會讓心臟的肌肉生長，而心臟如果過於僵硬，會讓輸送血液的效率降低。身上帶著這麼重的肌肉，又要攝取足夠的營養（之前曾經討論過）來維持這些肌肉量，常常會超出人體的負荷，難以維持真正的健康。

雖然我在賽場上的表現一直很不錯，傷後復出後每年都在 242 磅（110 公斤）量級的比賽稱霸，而且也數次打破世界紀錄，但我的身體難免出現了各種損傷，而且隨著年齡增長，身體感受的壓力越來越大。我知道早晚有一天必須退休，也知道自己必須坦然面對運動員有限的競賽生涯，畢竟天下沒有不散的筵席。

這麼多年下來，我的事業、生活及各種與訓練相關或不相關的因素，漸漸讓我的力量難以繼續成長。我以前都覺得健力是我的興趣，但我的人生卻慢慢開始圍繞著健力打轉，搞到最後生活中的一切都必須配合健力比賽，這種發展說起來也相當諷刺。

當我看著我在牆上寫的指標，不是身體指標，而是那些讓我逐漸疲累的心理指標。確實，我的身體也許可以（變因太多，一言難盡）繼續承受數年的訓練和比賽，也許還可以打破一些紀錄，但目的是什麼？我還有什麼需要證明的？這是我會問自己的問題，也請你問問你自己：真的有必要為了比賽付出這麼多嗎？我想，我退休的時間到了，現在的任務是再減去一些體重，跟莉亞過上幸福快樂的日子。

我常常回想 2013 年 5 月到麥吉爾教授實驗室的那一天，當時我跟他說我想再為自己爭取幾年的時間來比賽，好讓我繼續達到一直以來追求的目標。打破這些紀錄之後，我就會心滿意足選擇退休。麥吉爾教授卻警告我說，雖然他覺得我的疼痛應該可以解決，但關於我是否要繼續回歸訓練和比賽，他持相對保留的態度。他告訴我，我不僅有著很嚴重的傷害，而且距離力量型運動員退休的年齡也不遠了。都已經過了 4 年多，這些話卻一直在我耳邊繚繞，彷彿昨天才聽到一樣。我費盡千辛萬苦，終於克服傷害，並能夠帶著更強壯的身體繼續追求目標，對自己實在感到非常驕傲，也總是心懷感激。但就算是不敗的勇者，經過這種史詩級的「復出」，也無法改變能量漸漸耗盡、總有一天必須走下舞臺的事實。

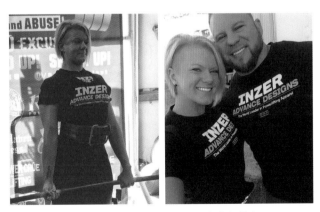

在我退休前，我甚至成功說服我太太跟我一起參加比賽！

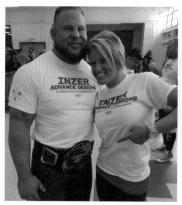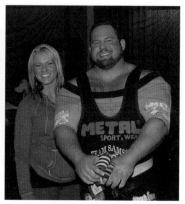

242 磅（110 公斤）和 275 磅（125 公斤），健康狀況差很多！左圖是 2017 年我在阿諾盃以總和 2,615 磅（1,186 公斤）贏得 242 磅量級的冠軍，右圖是 2012 我在阿諾盃以總和 2,600 磅（1,179 公斤）贏得 275 磅量級的冠軍，但過程中疼痛無比。傷後復出的我比以前更強，我想我不需要再證明什麼了。

　　雖然我也許還有一些目標沒有達成，但想想如果我繼續把身體推向極限，未來很可能會拖著殘破不堪的身體過下半輩子。相比之下，這些未完成的目標也就沒什麼好在意的了。我可沒那麼愚蠢。而且即使經過修正以後，我的動作型態和訓練方式已經不會造成疼痛，但長期訓練對我的肌肉、骨骼、韌帶、肌腱等等組織累積的損傷，可能還是會給我的身體造成負擔甚至疼痛。一些退休的前輩跟我說，這些負擔和疼痛通常會在你選擇停下腳步後，慢慢探出頭來。

　　退休後，我會繼續訓練、走路、注意飲食，但不會再像備賽的時候一樣密集。我一直都有在做麥吉爾核心大三，以及蹲舉、臥推、硬舉的各種變化動作。我也會繼續與傑克遜維爾市的團隊一起訓練，但當然重量會比以前輕很多。靠，不如我去當個力量美型選手（powerbuilder）算了！我會和同事丹尼．維加（Danny Vega）與塔克．羅肯（Tucker Loken）寫一本力量美型的書，之後我也會把體重降到 220 磅（100 公斤），再一路降到 200 磅（91 公斤）。畢竟如果不需要比賽，

實在沒必要帶著 265 磅（120 公斤）的身體走來走去，所以為了我整體健康和壽命，我會把體重降下來。我發現自己慢慢走向健力比賽生涯的終點時，內心其實也相當期待嶄新的人生，我會慢慢將焦點轉向演講、寫作和教學。

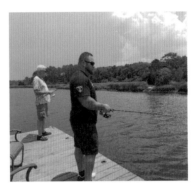

我知道聽起來很老套，但我真的希望 20 年前的自己就能明白現在所具備的知識。

教授和運動員，美好的旅途！

這 5 年來我學到很多東西，我真的恨不得把這些知識運用在年輕的自己身上。所以我覺得必須盡量幫助他人，並避免那些年輕的睪固酮罐子犯下跟我一樣的錯誤。我知道不是每個人都聽得進去，我只希望可以影響那些認真看待運動的人，以及真正渴望成長和進步的人。有些心胸狹窄又固執的人，可能會對本書各種經驗和知識嗤之以鼻。社會上就是有這種人，自以為什麼都知道，自以為隨時都可以提出「更好」（通常都不怎麼好）的方法，他們很喜歡在網路上找人吵架，挑戰那些根據事實所撰寫的文章。

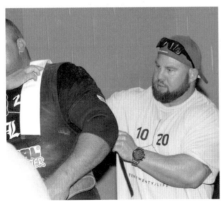
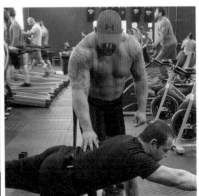

指導新手讓我保持年輕！

我的經驗告訴我，肌力訓練並沒有一體適用的方法，而本書的內容只不過是通往成功的其中一個好辦法。我希望可以明確表達的是：我經歷過大起大落，而我的經驗告訴我，如果力量型運動員可以傾聽身體的聲音，並利用本書提供的工具，絕對可以打造出自己的恢復計畫，並一步步邁向顛峰表現。

　　我的旅途還沒結束，我也會繼續鑽研如何讓力量型運動員變得更好，繼續挖掘一些很想知道的事。只要我們保持謙遜、努力和好奇，我們都可以成就自己定義的偉大。

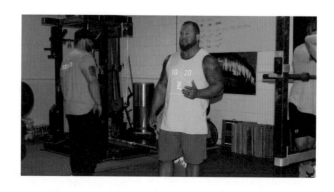

第 15 章

結論和後記
CONCLUSION & EPILOGUE

　　不管是小丑魚和海葵、斑馬和啄牛鳥，還是運動員和教授，所有互利關係中的每個角色都會也都必須同時付出和收穫。協助布萊恩復健，幫助他重返顛峰，之後一起撰寫這本書，對我們來說都是很難得的學習經驗。一開始看起來麥吉爾教授是老師，布萊恩是學生，但後來有很多次角色對調的機會，布萊恩也多次協助麥吉爾教授更了解力量型運動員的訓練，結果就是兩個專業領域融合所產生的這本書。本書會一直陪伴著不想因為困難而放棄的力量型運動員，以及正處於顛峰、但想要預防傷害並持續進步的運動員。

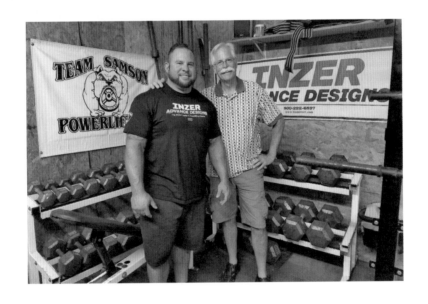

　　我們這對組合出現在大學實驗室的時候，一開始感覺很突兀，但我們卻慢慢變成好朋友，最後甚至成就了傳奇。不過，在我們的關係和互動中，最重要的角色其實是各位讀者。我們相信你現在已經具備基本的知識，可以克服背痛的痛苦深淵，並回歸最佳的訓練狀態。

不管是否在健身房訓練，你的動作、姿勢、負荷都會影響。從今以後，不要再隨意彎腰撿起地上的東西了。不管在訓練還是在過日常生活，你已經沒有理由不維持良好的姿勢。你在訓練時會專注於動作品質和技巧，而你現在也必須在日常生活投注一樣的注意力。身體只有一個，請善待它。要知道，你隨時隨地都是一名運動員；而如果要在比賽時拿出最好表現，平時的心態和行為就要像一名運動員。

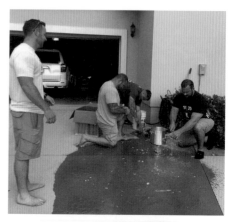

無論如何，請堅持良好的動作。

去除不良的動作很重要，加入好的動作也很重要。請在日常生活中規律執行麥吉爾核心大三，讓你的身體練出內建的「腰帶」，幫助你強化核心並避免傷害。你採取的任何復健動作都必須針對弱點對症下藥，並協助你達到專項運動的獨特需求。

謝謝你加入我們的旅途，也謝謝你願意敞開心胸，接受我們多年來一直很想跟你分享的知識。如果還想繼續鑽研本書沒有深入探討的領域，本書兩位作者在各自的領域都還有幾本很棒的著作。但是請不要忘記，最寶貴的知識泉源其實是你的身體。因為只有傾聽身體，才能知道疼痛的觸發原因，並進一步打造更好的結構。永遠要先傾聽身體的聲音，再想辦法回應。

我們的共同好友，同時也是偉大肌力和體能教練的帕維爾·塔索林曾經說過：「肌力不是一種資料，也不是一個數字，而是一種態度。」我們聽到後都點頭如搗蒜。你花費心力追求肌力，並認真追求相關知識，例如閱讀本書，其實就已經說明了你的上進和渴望。在這個產業中，我們難免遇到困難和挫折，但決定你在產業裡可以混多久的關鍵，是你處理這些困難和挫折的方式。布萊恩正是在人生最黑暗的時刻，才重新找回對於訓練和比賽無可比擬的熱情。有了麥吉爾教授的知識和引導，加上他自己康復的決心和對新知的渴望，讓他終於從深淵中再次站起來，並再度打破自己的紀錄。現在的你已經具備正確的知識，所以也一定有能力幫自己提升肌力、預防受傷。

希望你喜歡我們分享的一切。

2020 年 10 月 3 日的新聞頭條——

布萊恩・卡羅爾
以 1,306 磅蹲舉
打破世界紀錄！

　　各位讀者，謝謝你們加入我的旅途，跟我一起重溫 2013 年人生中最黑暗的時刻，接著從麥吉爾教授身上學到許多知識和技巧，並在接下來 7 年的時間不斷進步，終於打造出比以前堅強許多的身心狀況。多麼美好的結局。

　　我跟麥吉爾教授都很想聽聽你們的成功故事，希望可以透過本書的智慧，協助你們在無痛的情況下提升肌力。雖然本書在 3 年前寫成，但故事還沒結束。人生總要繼續前進，而我也正在與新的挑戰奮鬥。原本是健力選手的我，已然進入人生下一個篇章。例如當爸爸、教導其他運動員，對我來說都是更困難的挑戰。我真的花了很多心思，雖然我覺得自己一定可以做得更多，但最近的挑戰還是讓我有點疲累。在正式脫離健力運動之前，我還是想幹一票大的。我的太太在 2020 年改變了很多，我們生下了一對雙胞胎女兒，她們也即將滿 6 個月。如果要她們要變健康、變強壯，爸爸就必須陪在身邊。但是，我的身體現在已經完全沒有疼痛，所具備的肌力和知識也相當足夠，如果真的要幹大事……好像也沒什麼時間了。

有一天我打電話給麥吉爾教授，告訴他我曾經跟莉亞提過的瘋狂想法：我想要打破人類的紀錄。不管量級、不管協會、也不管是哪一種運動（舉重、健力、大力士等等都好），我要用我最擅長的蹲舉，來打破人類的紀錄。麥吉爾教授的回答很乾脆：「好啊，需要幫忙嗎？」

麥吉爾教授的科學知識和技術不需再贅述，畢竟他協助這麼多位不同領域的運動員重返顛峰。但是背部疼痛這個問題，可沒有萬靈丹。重建身體的過程需要適當且精準的負荷，才能讓身體做出你想要的反應。重點就是控管訓練容量和尊重自然的身體機制，而麥吉爾教授也跟我解釋了一些科學知識，而我把這些知識運用在優秀力量型運動員的身上。有些人很瞧不起降負荷訓練和休息階段，也不覺得基礎訓練很重要，但其實我們的身體非常需要。有些原本瞧不起我們方法的人，幾年後來找我和麥吉爾教授求助，也算是證明了我們方法的有效。本書分享的各種知識和實務建議，始終非常有用。

走完精心設計的訓練週期和減量訓練後，我跟莉亞帶著兩個女兒，開了10 小時的車到田納西州，準備完成我的計畫。當時人類史上最重的蹲舉紀錄是1,278 磅（580 公斤），締造者的體重是 450 磅（204 公斤）。我的計畫是要蹲得比他重，並不再在意量級（我當時的體重是 303 磅／137 公斤），打破 1,300 磅（590公斤）的蹲舉紀錄。

準備讓身體接受這種負荷的過程，是身心控制的終極挑戰，必須嚴格遵循本書列出的細節。很多人都問我這次比完後是不是真的退休了，而我的答案是：沒錯。我很慶幸自己有辦法達成目標，但那場比賽的過程實在太過美好，今後也很難重現。這一切的回憶太美好，而如果你也跟我經歷過一樣的起起落落，你也會明白。

我絕對不會懷念準備打破世界紀錄之前，身體所經歷的各種壓力。當時我的腦海中充滿恐懼、害怕、憤怒，並常常告訴自己：「這可能會要你的命啊！」你必須克服各種自我懷疑，之後順利達成目標後，滿滿的成就感和幸福感會湧上心頭。我還是很愛這種感覺，但我已經不再能像以前一樣義無反顧追求運動表現了。我有一位美麗的太太、兩個 6 個月大的可愛女兒蕾根‧麗（Reagon Leigh）以及萊麗‧綺奈兒（Rylee Chennel），我想花更多時間陪伴她們。我終於能夠跟家人過上幸福快樂的日子。各位讀者，現在你已經具備本書的所有知識，希望你也能順利達到目標！

圖表、記錄和訓練必備物品
LOGS AND NOTES

訓練筆記

動作指導語懶人包

蹲舉指導語

- 起槓時全身都要繃緊，雙手抓緊槓鈴，用力扭彎槓鈴。
- 走出來的步數越少越好，大約 2-3 下就好，視線凝視著牆壁和天花板的交界處。
- 深呼吸，透過髖絞鏈來展開動作，雙腳像猴子一樣抓緊地板。
- 下蹲時維持楔緊（闊背肌往下收、胸口和頭部往上抬），並將膝蓋往外展開（踩開地板）。
- 站起來的時候，腳跟用力推地，同時將闊背肌往下收、胸口往上抬。

臥推指導語

- 出槓時眼睛在槓鈴正下方。
- 出槓前要讓雙腳的三腳架踩穩，雙腳要抓穩地板，並將斜方肌壓進臥推凳裡。
- 用闊背肌的力量扭彎槓鈴、肩胛收緊，同時讓槓鈴下降（手肘往外打開）至胸骨。
- 往上推時，腳跟要用力踩地，將槓鈴推向架子的方向。
- 推上去後，不要讓背部和肩胛失去張力。

硬舉指導語

- 先讓脛骨距離槓鈴 3-5 公分，雙腳與肩同寬，雙手放在雙腿的外側（取決於軀幹比例、大小腿比例、活動度和經驗，這點會因人而異）。
- 保持身體緊繃來到起始位置，背部打直，身體重心放在腳跟，闊背肌往下收好。
- 將槓鈴「鬆鬆的」感覺拉緊，來增加張力（扭彎槓鈴）。

- 往上拉時，腳跟用力踩地，並讓槓鈴緊靠身體。
- 槓鈴通過膝蓋時，將頭往後收，並夾緊臀肌，直到站直鎖死的位置。

有用的工具

檢測

先列出運動員必須達到的要求，再檢測當下的能力是否符合。接著選擇最適當的動作或訓練工具，來改善弱點並提升表現。

運動項目的特殊需求	運動員的能力	訓練工具
合格的蹲舉深度	足夠	無
夠大的髖絞鏈力量	髖部的力量比腿部還弱	高速深蹲
握力	不夠	單手負重行走、抓握 2-10 公斤的槓片

訓練記錄

將 2 週的訓練週期記錄下來，並重新審視。

要記得將目標、優先順序、各種工具、使用效果、訓練量和休息恢復等等項目記錄下來。

訓練背包的必備物品和工具

以下介紹我推薦的必備物品，你可以根據目標來入手。

彈力帶：有完整尺寸的彈力帶當然很棒，但最重要的 2 個尺寸是輕的和一般強度的彈力帶。這 2 種尺寸相當適合增加或減少槓鈴的重量，也很適合暖身和執行輔助動作。

止滑粉：多數訓練者顯然都需要，但有些訓練中心會不准使用。如果你訓練的地方不建議使用止滑粉，建議將止滑粉放在類似樂扣的容器中，並隨時攜帶抹布。把止滑粉裝起來，可以盡量避免把環境弄亂，也比較不會被發現。隨身攜帶毛巾是基本的健身房禮儀，要把留下來的汗漬等痕跡清掉。如果你讓場館知道你練完以後會清潔，也許他們就會讓你使用止滑粉。

止滑液：如果訓練中心完全禁止止滑粉（相當常見），就可以試試看止滑液。止滑液不會把環境弄髒，而且很多訓練者也覺得相當有效。

止滑噴霧：有些健身房的地板很滑，相當難以站穩，特別是在臥推的時候，不管穿什麼鞋子都一樣。如果是這樣，可以在臥推之前，先在一隻鞋的鞋底噴上一層止滑噴霧，並讓鞋底風乾 1 分鐘左右，再換另外一隻鞋子。搞定以後，你就不會再滑倒了。如果發現臥推凳上也會滑，可以在臥推凳或上背部也噴上止滑噴霧。有些進階訓練者甚至會在綁腿時用止滑噴霧輔助。

腳架：沒有理由不錄影記錄自己的動作。記得用手機攝影，讓自己成為自己的教練和最嚴屬的批評者。不要請陌生人來幫你錄影，因為大多數在健身房的人都不喜歡被打擾。

足夠的補充品：我建議在背包裡放入足夠的水分、脂肪、蛋白質和碳水化合物，因為你不知道什麼時候會需要。有時候可能趕時間，訓練前沒時間吃東西，訓練時突然血糖過低，或純粹練完後要趕著開會沒空吃飯，這些補充品就派上用場了。巧克力棒、1-2 份蛋白粉或運動飲料之類的補充品，如果在你真正需要的時候出現，你會感動到淚流滿面。

腰帶：大重量訓練時需要較粗且耐用的腰帶。Inzer 腰帶是很棒的選擇，也有單勾、雙勾和快扣等選擇。我建議女生選擇 10 公分的款式、男生選擇 13 公分的款式。

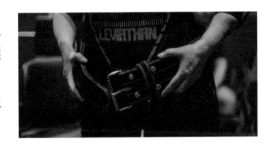

不過，要記得，戴腰帶也不代表不會受傷。腰帶的主要功能，是協助核心穩定，讓你舉起更大的重量。如果真的要保護自己，最好的辦法就是透過麥吉爾核心大三來強化「內建的腰帶」。

訓練鞋：如果你想一切從簡，可以買一雙 Converse 的 Chuck Taylors，三項動作都適用。我以前只穿愛迪達的 Superstars，但最近慢慢喜歡上好用且耐用的 Chuck Taylors。這雙鞋可能沒有非常舒服，但習慣以後，就會發現他真的相當划算且耐用。Chuck Taylors 是我自己訓練時穿的鞋子，也會建議我的客戶和朋友入手。如果需要腳跟墊高的鞋子，可以參考第二部提供的資訊。

膝蓋和手腕的綁帶：建議選擇我所謂的「適中」產品，既不能太粗太厚，也不能太細太鬆。Inzer 的綁帶可以提供足夠的彈性和支撐，使用上也相當容易，綁帶上的布料會咬得很緊並互相鎖住。

如果有興趣，可以參考 www.inzernet.com。

護肘和護膝：想要保護手肘和膝蓋，建議考慮這些產品。Inzer 黑色和紅色的護肘和護膝都很棒，而且可以調整，讓關節在比賽時得到保溫和支撐的效果。

臥推、硬舉甚至蹲舉的時候，都可以考慮戴護肘來減少關節壓力，並維持溫度。

如何使用綁腿

每一圈都要讓綁帶朝外，繞腿的時候要盡可能繞緊，讓大部分的布料盡量接近膝關節，而且每一圈都要很用力拉緊。膝蓋完全被 X 字或剪刀型的布料覆蓋以後，把剩下的布繞到膝蓋後方的肉，繼續沿著 X 字纏繞，直到布用完為止。

過程中要計算布的圈數，並在快用完時收尾。收尾時只要將手指放在布的下方來創造空間，然後在最後一圈把布塞進這個空間，拉起來綁住。

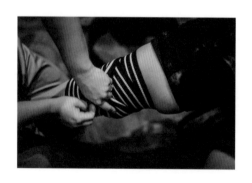

這個過程應該會很像包石膏，而且會很痛。這時候才在做訓練的心理準備已經來不及了，你在綁腿的時候就應該開始準備。綁完腿後，就直接拿起腰帶、整理思緒、繃緊全身，並用最棒的品質來做蹲舉。

如何戴護腕

　　先讓大拇指穿過綁帶,但不要拉得太深,否則綁完後會很難把布拉出來。穿過大拇指只是為了固定綁帶而已。

　　先從手背開始用力拉,每一圈都要用力拉緊。下一圈來到手臂上腕骨的旁邊,再交叉回手掌。回到手背時,持續以 X 型來纏繞,直到綁帶用完為止。

　　快綁完的時候,開始鬆開套住拇指的綁帶,並在綁完前的最後一圈把拇指拉出來。比賽時如果綁帶還纏著拇指,算是犯規,所以要習慣把綁帶拿下來。綁完以後應該不會特別疼痛或不舒服,但應該會覺得很穩固。此時就算對雙手施加壓力,腕關節應該不會往後翻才對。

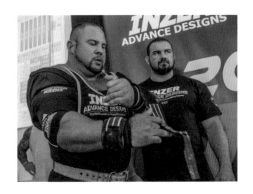

Strength & Conditioning 011

實證版麥吉爾腰背修復手冊
超級運動員爲證,從腰背骨折絕境,到無痛無刀再破紀錄的復原指南
Gift of Injury: The Strength Athlete's Guide To Recovering From Back Injury And Winning Again

作　　者｜斯圖亞特·麥吉爾 (Stuart McGill)、布萊恩·卡羅爾 (Brian Carroll)
譯　　者｜王啟安

堡壘文化有限公司
總 編 輯｜簡欣彥 副總編輯｜簡伯儒 責任編輯｜郭純靜 文字協力｜翁蓓玉
行銷企劃｜黃怡婷 封面設計｜萬勝安 內頁構成｜IAT-HUÂN TIUNN

出　　版｜堡壘文化有限公司
發　　行｜遠足文化事業股份有限公司（讀書共和國出版集團）
地　　址｜231 新北市新店區民權路 108-2 號 9 樓
電　　話｜02-22181417　　傳　　眞｜02-22188057　　Email｜service@bookrep.com.tw
郵撥帳號｜19504465 遠足文化事業股份有限公司
客服專線｜0800-221-029　　網　　址｜http://www.bookrep.com.tw
法律顧問｜華洋法律事務所　蘇文生律師
印　　製｜凱林彩印有限公司
初版 1 刷｜2023 年 11 月
定　　價｜新臺幣 790 元
I S B N ｜978-626-7375-20-4／9786267375235（Pdf）／9786267375228（Epub）

國家圖書館出版品預行編目 (CIP) 資料

實證版麥吉爾腰背修復手冊：超級運動員爲證, 從腰背骨折絕境, 到無痛無刀再破紀錄的復原指南 / 斯圖亞特. 麥吉爾 (Stuart McGill), 布萊恩. 卡羅爾 (Brian Carroll) 著；王啟安譯. -- 初版. -- 新北市：堡壘文化有限公司出版：遠足文化事業股份有限公司發行, 2023.11
248 面；19 × 26 公分. -- (Strength & conditioning；11)
譯自：Gift of injury：the strength athlete's guide to recovering from back injury and winning again.
ISBN 978-626-7375-20-4(平裝)

1.CST: 背痛 2.CST: 運動療法

416.616　　112016823